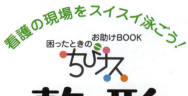

看護の現場をスイスイ泳ごう！
困ったときのお助けBOOK
ちびナス

整形

大阪医科大学整形外科学教室・
大阪医科大学附属病院看護部
編著

MCメディカ出版

ナースのみなさんへ

　整形外科は主に運動器（骨、関節、筋肉とそれらを養い機能させる血管、神経）を扱います。もちろん患者さんの命にかかわるような重大な徴候を見逃さないことが何よりも大切ですが、整形外科ナースとしてみなさんに求められるのは、運動器の機能障害（日常生活動作の中で何ができるか、できないか）をきめ細やかに観察し、具体的に記録しておくことです。意外に医師のカルテにはそのような個々の日常生活動作の具体的記載がなく、看護記録が大変役に立つことがあります。なぜならば、患者さんにとっては、レントゲンの良し悪しよりも、治療を受けて「治療前にはできなかった、こんなことができるようになった」ということが大きな喜びだからです。そして、それこそが整形外科治療の目標なのです。

　このような観察は、術後の看護にも大変役に立ちます。整形外科の術後経過においては、神経障害、血管障害など、いち早く発見して対処しないと重篤な後遺症を残してしまう合併症がいくつかあり、その発見はナースの判断に頼るところが大です。それには患者さんの訴えを素直に聞き、状態を客観的に観察する能力が必要で、さらに、少しでもおかしいと思えば躊躇なく他のナースや医師に連絡することが大切です。

整形外科が扱う範囲は他科に比べて大変広く、最初はとても複雑で混沌としているように感じるかもしれません。この『ちびナス整形』では、広い守備範囲の中から特にみなさんが遭遇する機会の多い一般的な疾患について解説してあります。患者さんと話をし、患者さんを観察しながら、この本をめくっておおまかな疾患概念、治療概念をつかんでいただけたら幸いです。

　しかし、整形外科のどの疾患においても、整形外科治療の目標が日常生活における運動器機能の改善にあること、術後急性期は全身状態の他に神経障害、血管障害への注意が必要であるという上記原則は同じです。このことを念頭に、一日も早く整形外科のエキスパートナースになっていただきたいと思います。

2018年9月

根尾 昌志

CONTENTS

ナースのみなさんへ 2

執筆者一覧 7

CHAPTER 1 解剖と検査画像

1 全身の骨格 9
2 脊柱（頚椎、胸椎、腰椎） 11
3 肩、肘、手指 16
4 股関節、大腿 21
5 膝 23
6 足 25
7 関節可動域 28

CHAPTER 2 疾患・症状、治療

A. 上肢

1 肩腱板断裂 30
2 上腕骨近位端骨折 33
3 鎖骨骨折 35
4 橈骨遠位端骨折 38

B. 脊椎

1 頚椎症性神経根症／脊髄症 40
2 腰椎椎間板ヘルニア 44
3 腰部脊柱管狭窄症 46
4 脊椎圧迫骨折 49

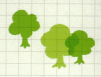

　5　脊柱側弯症 ……………………………………… 51

C. 下肢
　1　大腿骨近位部骨折 ……………………………… 56
　2　変形性股関節症 ………………………………… 59
　3　変形性膝関節症 ………………………………… 61
　4　膝の半月板・靱帯損傷 ………………………… 64
　5　膝関節周囲の骨折 ……………………………… 67
　6　足関節果部骨折 ………………………………… 69
　7　アキレス腱断裂 ………………………………… 72
　8　足関節捻挫 ……………………………………… 74
　9　外反母趾 ………………………………………… 76

CHAPTER 3 看護

A. 日常診療のケア
　1　包帯法 …………………………………………… 79
　2　ブロック療法（神経根ブロック）…………… 82
　3　ギプス・シーネ（副子）固定 ………………… 83
　4　牽引療法 ………………………………………… 85
　5　装具固定と着脱 ………………………………… 88
　6　体位変換 ………………………………………… 95

B. 周術期のケア
　1　感染予防 ………………………………………… 97
　2　深部静脈血栓症（DVT）……………………… 101

3	術後神経麻痺	103
4	褥瘡予防	106

CHAPTER 4 薬剤

1	NSAIDs	109
2	副腎皮質ステロイド	110
3	オピオイド鎮痛薬	111
4	骨粗鬆症治療薬	112
5	抗凝固薬・抗血小板薬	114

CHAPTER 5 略語一覧 ... 115

引用・参考文献 ... 118

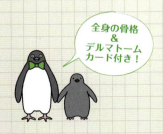

全身の骨格 & デルマトーム カード付き!

執筆者一覧

[掲載順]

大阪医科大学整形外科学教室

講師 中野敦之　**C**1-1・**C**2-B-3・**C**4-5

講師 藤原憲太　**C**1-2・7・**C**2-B-5

助教 中矢良治　**C**1-2・**C**2-B-2

助教 長谷川彰彦　**C**1-3・**C**2-A-2・**C**4-1

講師 横田淳司　**C**1-3・**C**2-A-3・**C**4-3

助教 大野克記　**C**1-3・**C**2-A-4・**C**4-2

助教 岡本純典　**C**1-4・**C**2-**C**-1、2

講師 大槻周平　**C**1-5・**C**2-**C**-3、4、5

講師 嶋　洋明　**C**1-6・**C**2-**C**-6、9

講師 三幡輝久　**C**2-A-1

教授 根尾昌志　**C**2-B-1

講師 馬場一郎　**C**2-B-4・**C**4-4

准教授 安田稔人　**C**2-C-7・8

大阪医科大学附属病院整形外科病棟

看護師長 松上美由紀　**C**3

教育主任 / 日本運動器看護学会認定運動器看護師
　　　　松野木千鶴　**C**3

看護師 神田奈々実　**C**3-A-1・2・4・5・6

看護師 坂田真実子　**C**3-A-3・**C**3-B-3

看護師 宮上雄太　**C**3-A-4・5・6

業務主任 福岡美紀　**C**3-B-2

看護師 夫　希望　**C**3-B-4

C…CHAPTER

・本書に記載されている薬剤情報は 2018 年 8 月現在のものです。
・本書の記載内容には正確を期するよう努めておりますが、薬剤情報は変更される場合がありますので、必ず添付文書などを参考にして十分な注意を払われますようにお願い申し上げます。

メディカ出版　編集局

CHAPTER 1 解剖と検査画像

1 全身の骨格

人体には約200個の骨があって、その連結で骨格ができるんだ。

〈前面〉

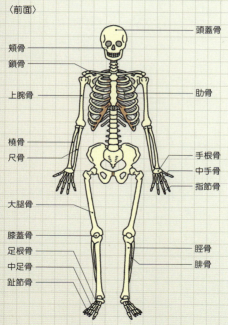

- 頭蓋骨
- 頬骨
- 鎖骨
- 上腕骨
- 肋骨
- 橈骨
- 尺骨
- 手根骨
- 中手骨
- 指節骨
- 大腿骨
- 膝蓋骨
- 足根骨
- 中足骨
- 趾節骨
- 脛骨
- 腓骨

〈背面〉

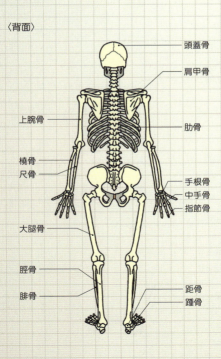

2 脊柱（頚椎、胸椎、腰椎）

脊椎が集まって柱状になっているから脊柱というんだね。

1. 脊柱の構成

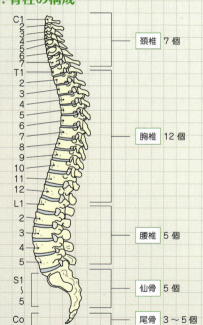

- 頚椎 7個
- 胸椎 12個
- 腰椎 5個
- 仙骨 5個
- 尾骨 3〜5個

1 解剖と検査画像 ｜ 2 脊柱（頚椎、胸椎、腰椎）

11

脊柱は頚椎、胸椎、腰椎、仙骨、尾骨から成っているよ。

2. 脊柱の役割
①体を支え、動かす。
②脊髄・馬尾神経の通り道、神経組織を保護する。

3. 脊柱の矢状面

頚椎は前方に弯曲 ➡ 前弯

胸椎は後方に弯曲 ➡ 後弯

腰椎は前方に弯曲 ➡ 前弯

脊柱を横から見ると

4. 頸椎、胸椎、腰椎の構造（MRI）

〈頸椎（矢状断）〉

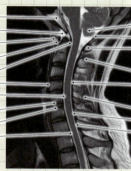

- 斜台
- 歯尖靭帯
- 環椎前弓
- 前正中環軸関節
- 環椎横靭帯
- 前縦靭帯
- 後縦靭帯
- 終板
- 椎間板
- くも膜下腔
- 小脳扁桃
- 後環椎後頭膜
- 環椎後弓
- 軸椎棘突起
- 黄色靭帯
- 棘間靭帯
- 硬膜
- 硬膜外脂肪

〈頸椎（横断）〉

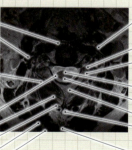

- 頸長筋（椎前筋）
- 胸鎖乳突筋
- 椎間関節
- くも膜下腔
- 多裂筋
- 頸半棘筋
- 頭半棘筋
- 頭板状筋
- 総頸動脈
- 椎骨動脈
- 神経根
- 頸髄前角
- 頸髄後角
- 椎弓
- 棘突起
- 項靭帯

1 解剖と検査画像 ― 2 脊柱（頸椎、胸椎、腰椎）

13

〈腰椎（矢状断）〉

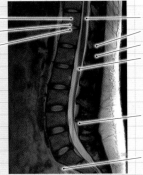

- 椎体
- 終板
- 椎間板
- 脊髄円錐
- 棘突起
- 棘間靭帯
- 馬尾
- 黄色靭帯
- 直腸

〈胸椎（横断像）〉

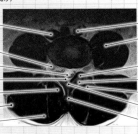

- 下大静脈
- 脊髄神経節
- 馬尾
- 硬膜
- 多裂筋
- 腸肋筋
- 最長筋
- 腹部大動脈
- 大腰筋
- 上関節突起
- 椎間関節
- 下関節突起
- 硬膜外脂肪
- 棘突起

14

5. 腰椎の構造

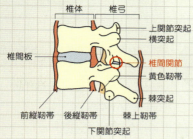

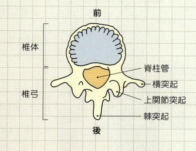

3 肩、肘、手指

1. 肩

肩関節は肩甲骨の関節窩と上腕骨頭から、肩鎖関節は肩甲骨と鎖骨から成るよ。

a. 構造

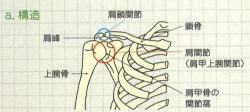

◆単純X線ではこう写る

◆3D-CTではこう写る

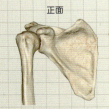

正面　　側面　　上腕骨を外して見たところ

b. 肩関節の解剖（側方）

肩関節の周囲は関節包に覆われていて、その周囲を腱板が覆い、関節を安定させているよ。腱板は棘上筋、棘下筋、小円筋、肩甲下筋の4つの筋肉で構成されているんだ。

| 棘上筋 | 外転筋としてはたらく |

| 棘下筋 | 小円筋 | 外旋筋としてはたらく |

| 肩甲下筋 | 内旋筋としてはたらく |

インナーマッスル

〈上腕骨を外して見たところ〉

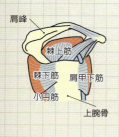
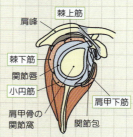

〈前額断面〉

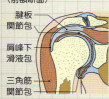

◆ MRIではこう写る

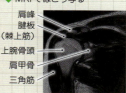

1 解剖と検査画像 ― 3 肩、肘、手指

2. 肘

a. 肘関節X線

> 肘関節は、上腕骨、尺骨、橈骨の3つの骨から構成されているよ。内側は腕尺関節、外側は腕橈関節とよばれるんだ。

〈正面像〉　〈側面像〉

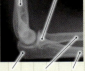

正面像ラベル：上腕骨外上顆、上腕骨小頭、腕橈関節、橈骨頭、橈骨、上腕骨骨幹部、上腕骨内上顆、上腕骨滑車、腕尺関節、尺骨

側面像ラベル：上腕骨骨幹部、尺骨鉤状突起、肘頭、橈骨、尺骨

3. 手指

> 手指の骨は、橈骨・尺骨に加え、8つの手根骨と5つの中手骨および指骨（基節骨・中節骨・末節骨）から構成されるよ。

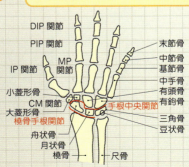

ラベル：DIP関節、PIP関節、MP関節、IP関節、小菱形骨、CM関節、大菱形骨、橈骨手根関節、舟状骨、月状骨、橈骨、末節骨、中節骨、基節骨、中手骨、有頭骨、有鉤骨、手根中央関節、三角骨、豆状骨、尺骨

a. 屈伸運動にかかわる関節

手関節	おもに橈骨手根関節と手根中央関節がかかわる
指	おもに MP 関節、PIP 関節、DIP 関節がかかわる
母指	他指と向かい合う動作を要するため、CM 関節の動きが大きい

b. 手関節背側の横断面（伸筋腱区画）

- 手関節背側では伸筋腱が6つの区画に分かれて走行する。
- Lister 結節とよばれる骨隆起の尺側には長母指伸筋腱が通り、橈骨遠位端骨折後の皮下断裂の好発部位である。

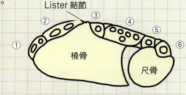

◆ MRI ではこう写る

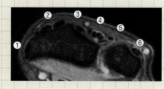

①第1区画	長母指外転筋腱、短母指伸筋腱
②第2区画	長橈側手根伸筋腱、短橈側手根伸筋腱
③第3区画	長母指伸筋腱
④第4区画	総指伸筋腱（示指〜小指）、固有示指伸筋腱
⑤第5区画	小指伸筋腱
⑥第6区画	尺側手根伸筋腱

c. 手関節掌側の横断面（手根管）

- 手関節掌側には手根骨と屈筋支帯（横手根靭帯）に囲まれた手根管が存在する。
- この中に多くの屈筋腱と正中神経が含まれるため、臨床上では種々の症状をきたしやすい。

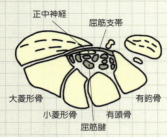

◆ MRIではこう写る

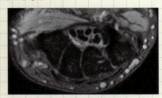

4 股関節、大腿

寛骨は腸骨と恥骨、坐骨から成るよ。

1 解剖と検査画像 / 4 股関節、大腿

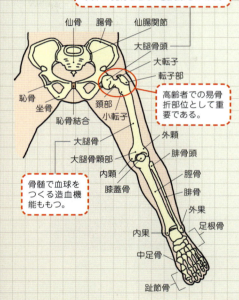

球状で、寛骨とともに股関節をつくる。

高齢者での易骨折部位として重要である。

骨髄で血球をつくる造血機能ももつ。

仙骨、腸骨、仙腸関節、大腿骨頭、大転子、転子部、恥骨、坐骨、頚部、恥骨結合、小転子、大腿骨、大腿骨顆部、内顆、膝蓋骨、外顆、腓骨頭、脛骨、腓骨、外果、内果、足根骨、中足骨、趾節骨

大腿骨は人体の中でもっとも長い長管骨だよ。

21

◆ MRI ではこう写る

〈冠状断〉

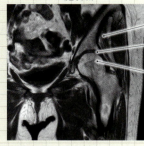

- 中殿筋
- 股関節の関節裂隙
- 大腿骨頭

◆ 単純 X 線ではこう写る

〈正面像（寛骨と大腿骨）〉

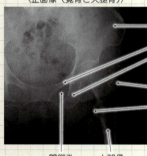

- 腸骨
- 恥骨
- 坐骨
- 大転子
- 小転子
- 閉鎖孔
- 大腿骨

5 膝

大腿骨、脛骨、膝蓋骨から構成されるよ。軟骨、半月板、靭帯の軟部組織があるんだ。

1. 軟部組織のおもな役割

軟骨 歩行時や膝屈伸の衝撃吸収、滑らかな動き。

半月板 歩行時や膝屈伸の衝撃吸収、膝の安定。

靭帯 膝の安定性。

> 膝に及ぼす荷重負荷の影響は、股関節の中心から足関節の中心を結んだ線(Mikulicz線)がどこを通るかが評価に重要。内反膝（O脚）では内側を通り、内側 OA が進行する。

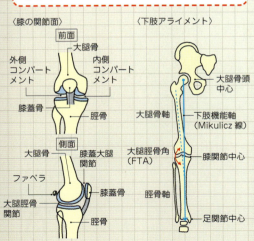

〈膝の関節面〉 〈下肢アライメント〉

2. 疾患

変形性膝関節症、関節リウマチ、偽痛風、結節性関節炎など。

外傷：骨折、軟骨損傷、半月板損傷、靭帯損傷。

3. 検査と処置

・採血　・X線（ストレス検査）、MRI
・関節穿刺：関節液の性状確認（細菌、培養検査）
・RICE 処置

感染の場合　早期洗浄、デブリドマン

6 足

1. 足部

足部はリスフラン関節（足根中足関節）とショパール関節（横足根関節）で、前足部、中足部、後足部に分けられるよ。

1 解剖と検査画像 / 6 足

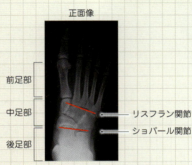

正面像
- 前足部
- 中足部 —— リスフラン関節
- 後足部 —— ショパール関節

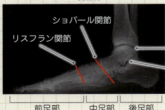

側面像
- ショパール関節
- リスフラン関節
- 距腿関節（足関節）
- 距踵関節（距骨下関節）
- 前足部 / 中足部 / 後足部

ショパール関節	舟状骨、距骨、立方骨、踵骨から成る。
リスフラン関節	5つの中足骨と内側・中間・外側楔状骨および立方骨から成る。

25

2. 足関節

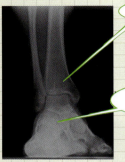

距腿関節（足関節）

脛骨と腓骨がほぞ穴を形成し、距骨がほぞとなって、ほぞ接ぎ状で安定が保たれている。

距踵関節（距骨下関節）

距踵関節は前・中・後関節の3関節あり、距骨と踵骨が連結されている。

※足関節の内果と後果は脛骨の遠位部に、外果は腓骨の遠位部にあたる。

足関節は"ほぞ穴構造"になっている

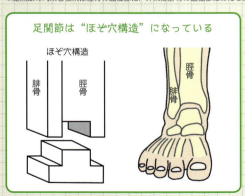

◆ MRI ではこう写る

冠状断

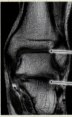

- 距腿関節（足関節）
- 距踵関節（距骨下関節）

矢状断

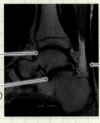

- アキレス腱

水平断

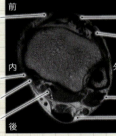

- 前脛骨筋腱
- 前
- 長母趾伸筋腱
- 長趾伸筋腱
- 後脛骨筋腱
- 内
- 外
- 長趾屈筋腱
- 長・短腓骨筋腱
- 長母趾屈筋腱
- 後
- アキレス腱

1 解剖と検査画像 6 足

27

7 関節可動域

基本的な知識だよ。実際に自分の体を動かして覚えよう！

頚部

   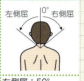

屈曲（前屈）：60° 伸展（後屈）：50°	右回旋：60° 左回旋：60°	右側屈：50° 左側屈：50°

胸腰部

屈曲（前屈）：45° 伸展（後屈）：30°	右側屈：50° 左側屈：50°	右回旋：40° 左回旋：40°

肩甲帯 / 肩

  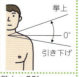

肩甲帯		肩
屈曲：20° 伸展：20°	挙上：20° 引き下げ：10°	屈曲：180° 伸展：50°

肩		肘
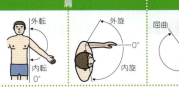		
外転:180° 内転:0°	外旋:60° 内旋:80°	屈曲:145° 伸展:5°

前腕	手

回外:90° 回内:90°	屈曲(掌屈):90°　橈屈:25° 伸展(背屈):70°　尺屈:55°

股		

屈曲:125° 伸展:15°	外転:45° 内転:20°	外旋:45° 内旋:45°

膝	足
屈曲:130° 伸展:0°	屈曲(底屈):45° 伸展(背屈):20°

(文献1より改変)

CHAPTER 2 疾患・症状、治療 A 上肢

1 肩腱板断裂

腱板とは、肩関節の深部にある4つの筋（棘上筋、棘下筋、小円筋、肩甲下筋）で、インナーマッスルともよばれるよ。

1. 腱板の機能

- 肩関節の安定化
- 肩関節の動作筋

棘上筋	外転、外旋
棘下筋	外旋
小円筋	外旋
肩甲下筋	内旋

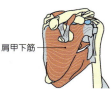

肩甲下筋

2. 病態

- 加齢による変性断裂
- 重労働やスポーツによる断裂
- 外傷による断裂

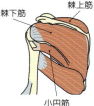

棘上筋
棘下筋
小円筋

3. 治療

a. 保存治療

鎮痛薬、リハビリテーション、関節内注射。除痛を目的とするもので、腱板の治癒は期待できない。

POINT ★

夜間疼痛を訴える場合があるため、就寝時には安楽な肢位がとれるよう調整する。

b. 手術治療

修復可能な断裂	鏡視下腱板修復術
修復できない断裂	鏡視下上方関節包再建術 リバース型人工肩関節置換術

術前のチェックポイント

- 合併症はないか。
- 抗凝固薬は中止されているか。
- 装具は準備できているか。
- 患者は術後スケジュールを認識しているか。

術前のチェックポイント

- 装具は適切な位置にあるか。
- 手指のしびれはないか（神経ブロック注射を受けている場合には、麻酔薬の効果が切れるまではしびれていることが多い）。
- 手指の血色は良好か。
- 手指の腫脹はないか。
- 抗凝固薬を休薬している場合には開始時期の確認。

〈鏡視下腱板修復術〉

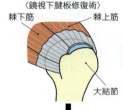

〈鏡視下上方関節包再建術〉

2 疾患・症状、治療　A-1 肩腱板断裂

- 装具装着中は皮膚障害の有無を観察し、装具の装着を介助する（→ p.32、90〜91）。
- 臥床時は小枕などを使い、安楽な体位を工夫する。
- ADLを介助する。

c. リハのすすめ方

術後3〜4週間	装具固定
術後4〜5週間から	可動域訓練開始

> 断裂の大きさや変性の程度により異なるため、詳細は主治医に確認する。

d. 退院までのアセスメント、退院指導

・装具着脱の練習（家族とともに実施する）。
・手指と肘関節のセルフトレーニング指導（手指と肘の拘縮予防）。
・大腿筋膜を採取している場合には、歩きすぎないように指導する。
・退院後の生活指導（入浴方法、更衣方法など）。

肩外転装具

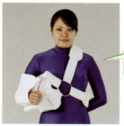

> 腱板修復術後には、軽度の外転位を保つことで修復腱板に過度な張力が加わらないようにする。

画像提供／(有) 永野義肢

2 上腕骨近位端骨折

上腕骨近位端は、肩関節近くの部分だよ。上腕骨近位端骨折は、高齢者に多い骨折の1つなんだ。

| 若年者 | スポーツや交通事故などの強い外力によって生じる。 |
| 高齢者 | 転倒などの軽い外力で生じることが多い。 |

1. 上腕骨近位端の解剖

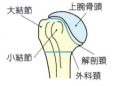

折れる場所によって、名称が異なる。

解剖頚骨折→関節内の骨折
外科頚骨折→関節外の骨折

2. 分類 (Neer分類) （文献1より改変）

骨頭、大結節、小結節、骨幹の4つの部分の転位の有無と組み合わせによって分類される。

1-part　2-part　3-part　4-part

3. 受診・入院時のポイント

上腕骨頭	脱臼の有無。脱臼していたら、血行、神経症状に注意！
橈骨動脈	触知できるか。左右を比べて微弱になっていないか
肩外側および手指	知覚、運動は大丈夫か
患側肩	しっかりと外固定されているか

4. 治療

- 1-part 骨折、転位の少ない 2-part 骨折や、活動性の低い高齢者の非利き手側では、しばしば保存治療が選択される。
- 2-part 骨折以上で転位の大きい例では、手術治療が選択されることが多い。
- 脱臼骨折に対しては、まず脱臼整復が試みられる。

脱臼骨折

脱臼骨折では神経障害の合併に注意！

a. 術式

牽引中の患者は、患肢をある程度動かすことができるため、牽引の状態が変化する可能性がある。頻繁に観察し、良肢位が保たれるようにする。

外科頸骨折	骨接合術（髄内釘、プレート固定）
解剖頸骨折 脱臼骨折	上腕骨頭壊死のリスクがあるため、場合によっては人工骨頭挿入術が行われる

髄内釘固定　　プレート固定　人工骨頭挿入術

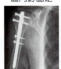
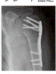

術前のチェックポイント

- 患側肩はしっかりと外固定されているか。
- 禁止肢位→人工骨頭の場合は過度な外旋に注意！
- 外固定期間
- 高齢患者が多いので、転倒・転落には要注意。

3 鎖骨骨折

鎖骨は体幹と上肢を結ぶ骨なんだ。
転倒によって骨折することが多いよ。

1. 原因

鎖骨骨折の多くは介達外力(転倒時、直接鎖骨を打撲するのではなく、手をついた際に加わる力が鎖骨に集中する)で生じる。

2. 分類

鎖骨骨幹部骨折	鎖骨中央部のS字型の部分の骨折で、約7割はこの部分の骨折
鎖骨遠位端骨折	鎖骨外側端部の骨折で、約3割はこの部分の骨折

〈鎖骨骨幹部骨折のCT(3D再構築)〉

上から見た鎖骨骨折部　　前から見た鎖骨骨折部

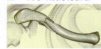 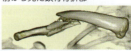

〈鎖骨遠位端骨折のCT(3D再構築)〉

上から見た鎖骨骨折部　　前から見た鎖骨骨折部

 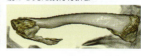

3. 受診・入院時のポイント

[手指の血行障害、運動障害の有無]
　鎖骨骨幹部骨折に神経血管損傷を合併することがある。
[呼吸苦など胸部症状の有無]
　多発外傷では血気胸など胸部外傷を合併することがある。

> 術前のチェックポイント

前述した内容に加え、既往症、服薬内容を把握しておく。

4. 治療

骨幹部骨折	鋼線による髄内固定、プレートによる骨接合術
遠位端骨折	鋼線と軟鋼線によるテンションバンド法、プレートによる骨接合術
麻酔法	どの術式でも全身麻酔が選択されることが一般的

術式はどのように決められるの？

[年齢] 若年者は低侵襲の鋼線固定が、高齢者は癒合まで時間がかかるため、プレート固定が選択されることが多い。

[骨折型] 粉砕が強い（骨片がばらばらになっている）とプレート固定がむずかしいため、鋼線固定が選択される。

[活動性] 患者が早期に仕事復帰を希望する場合は、より固定性の強いプレート固定が選択される。

鎖骨骨幹部骨折に対するプレート固定（術後X線）

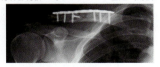

> 術前のチェックポイント

・体位変換はギャッチアップ、手術した側の肩が上になる側臥位は可能。
・手指の血行障害、運動障害〔術後にも上肢の循環障害、神経障害（p.104）が生じる可能性がある〕。
・外固定（p.90）の徹底（三角巾やスリングがゆるいと、術後に骨折部のずれが生じることがある）
・腋窩部は外固定中に蒸れやすいので、清潔に気を付ける。

a. 退院までのアセスメント、退院指導

退院後は入浴可能か、シャワーに制限するか、その際、外固定を外してもよいかについて担当医に確認する。

上肢循環・血行障害の合併を見逃さないために、入院時および術後には、手指の血行障害、運動・知覚障害はないか定期的に観察する。

4 橈骨遠位端骨折

手関節の橈骨の遠位で起こる骨折だよ。高齢者の立位からの転倒によるものが多いんだ。

1. 病態

骨折は背側方向にずれることが多い。骨折線が橈骨手根関節面にかかるもの、かからないものなどさまざまである。

尺骨茎状突起骨折を約半数程度合併する。

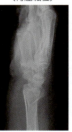

〈正面図〉　〈側面図〉　単純X線側面像（背屈転位）

橈骨関節内骨折　尺骨茎状突起骨折　背屈転位

2. 受診・入院時のポイント

開放骨折	創部の十分な洗浄などの緊急処置
腫脹、圧痛部位の確認	他部位の骨折が合併していないか、視診・触診を必ず行う
手指の動き、感覚障害の確認	受傷直後は疼痛のため詳細な評価ができないこともあるが、治療開始後の合併症と見極めるのに重要である

診察上、骨折を疑うが、単純X線像で明らかな骨折がない場合は外固定を行い、注意深く経過をみる。

3. 治療

骨折の徒手整復	良好な整復位が保持可能であれば、保存治療が選択できる。良好な整復が不能な場合、手術治療を検討する
外固定	保存治療では必須。待機的手術でも、疼痛軽減のため外固定を行う

POINT

患肢の安静が保持できるよう生活指導を行う。

a. 手術方法

多くの場合、掌側ロッキングプレートで治療できる。

掌側ロッキングプレート使用例（橈骨）

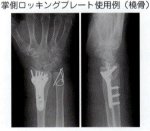

b. 合併症（手術治療・保存治療）

- 正中神経障害（手根管症候群）→母指から環指橈側のしびれ
- 長母指伸筋腱皮下断裂→母指IP関節伸展障害
- 屈筋腱皮下断裂→手指屈曲障害
- 複合性局所疼痛症候群→痛覚過敏など

術前のチェックポイント

- 臥床時は患肢挙上。離床時は三角巾使用が原則。
- 上記合併症の有無に加え、ギプス障害（疼痛や運動・感覚障害）にも留意する。

CHAPTER 2 疾患・症状、治療 B 脊椎

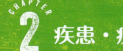

1 頚椎症性神経根症／脊髄症

> 頚椎症とは、頚椎の加齢変化によって起こる症状の総称だよ。これだけでなく、頚部痛などもあるよ。

1. 病態と症状

頚椎症性神経根症 加齢変化、とくに椎間板の膨隆や骨棘の形成によって、神経根（脊髄から出た神経の枝。頚椎の神経根は上肢を支配する）が圧迫され、その症状が出現する。

頚椎症性脊髄症 脊髄が圧迫され、その症状が出現する。

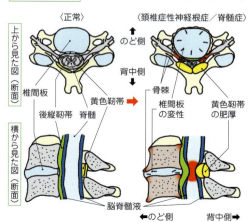

40

a. 頚椎症性神経根症：頚椎の神経根が圧迫される

圧迫された神経の支配する部位（上肢）に症状が出現。

・痛み　・しびれ　・筋力低下など
※部位は、圧迫される神経根によって違う。

b. 頚椎症性脊髄症：脊髄が圧迫される

両方が混在することも多い。

圧迫された部位以下に麻痺が出現。

・手の巧緻運動障害　・歩行障害　・膀胱直腸障害など
※疼痛がメインになることは少ない。

2. 受診・入院時のポイント

　保存治療、手術治療とも、おもに首の痛みではなく、神経症状を軽快させるために行われる。

a. 把握しておくべきポイント

頚椎症性神経根症	上肢の疼痛、しびれの部位と程度
頚椎症性脊髄症	四肢麻痺の程度

b. 日常生活で確認しておくべきポイント

巧緻運動障害	箸が使えるか、ボタンかけができるか
歩行障害	階段昇降に手すりが必要か、平地でも杖が必要かなど

3. 治療（手術）

広範囲の脊髄の圧迫	頚椎椎弓形成術が一般的。場合によっては広範囲の頚椎前方除圧固定術
1〜2椎間の神経根、脊髄圧迫	頚椎前方除圧固定術
純粋な神経根のみの圧迫	頚椎前方除圧固定術、頚椎人工椎間板置換術、椎間孔拡大術

2 疾患・症状、治療

Ⓑ-1 頚椎症性神経根症／脊髄症

41

〈頚椎椎弓形成術（片開き式）〉

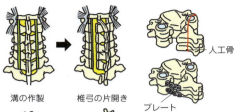

溝の作製　　椎弓の片開き

人工骨

プレート

開いた椎弓は、糸で固定するほか、人工骨や金属製の板（プレート）で固定する方法もある。

術後のチェックポイント

a. 神経症状（とくに運動麻痺）の悪化の有無

術直後ある程度覚醒したら
必ず四肢の運動をチェック。術前より悪化しているところがないかを調べ、必ずカルテに記載する

術後しばらくして
四肢が重くなったり、しびれがどんどん強くなったりする場合は、硬膜外血腫による脊髄の再圧迫が疑われる

術後数日して
上肢挙上がしにくくなったり、できなくなったりするC5麻痺とよばれる原因不明の麻痺が起こることがある。C5麻痺は時間がかかるが、改善することが多い

神経症状（とくに脊髄症状）は不可逆なことも多く、緊急手術（血腫除去）の適応となるため、ただちに医師に連絡する。

b. 呼吸困難の有無

頚椎前方除圧固定術の場合、血腫や腫れによって気道が閉塞し、窒息する。

最悪の場合には死亡する

サチュレーションが落ちはじめてから対処しても、間に合わないことがある。

- 重篤な場合は、ベッドサイドで血腫を除去しなければならないほど急を要する。
- サチュレーションが正常範囲でも、息苦しさなどを訴え、それが増強するようなら、ただちに医師に連絡する。
- 不穏が増強する場合も、気道閉塞の可能性がある。

4. リハのすすめ方

頚椎前方除圧固定術を施行した場合	骨癒合に時間を要するため、2～3カ月間、頚椎装具を装着して頚部を安静に保つ
頚椎椎弓形成術の場合	長期間の装着は後方の筋群を萎縮させ、肩こりや項部痛の原因となるため、早め（2週間以内）の除去がよいとされている

MEMO

四肢運動のリハは、できるだけ早期に開始する。

2 腰椎椎間板ヘルニア

> 椎間板は線維輪と髄核でできていて、クッションの役割をしているよ。線維輪が断裂し、内部が一部脱出して、後方の神経を圧迫した状態を腰椎椎間板ヘルニアというよ。

1. 病態

加齢変化などにより椎間板が変性し断裂して起こる。

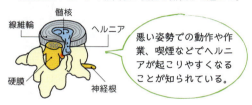

> 悪い姿勢での動作や作業、喫煙などでヘルニアが起こりやすくなることが知られている。

2. 症状

腰痛、坐骨神経痛、下肢痛、下肢のしびれ、膀胱直腸障害などの症状をきたす。

神経の支配領域

支配神経根	L4	L5	S1
おもな責任椎間高位	L3-L4	L4-L5	L5-S1
深部反射	膝蓋腱反射	−	アキレス腱反射
感覚領域			
支配筋	大腿四頭筋	前脛骨筋 長母趾伸筋 長趾伸筋	下腿三頭筋 長母趾屈筋 長趾屈筋

3. 診断

MRI での診断が有用である。

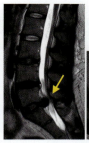

4. 治療

a. 保存治療
- 痛みが強い時期には、コルセットなどで安静を保つ。
- 消炎鎮痛薬の内服や坐薬、神経ブロック（神経の周りに痛みや炎症を抑える薬を注射する）の保存治療を行う。

b. 手術治療

保存治療で良くならない場合や下肢の脱力、排尿障害があるときには手術を考慮する。
- 直視下での LOVE 法
- 顕微鏡下での micro LOVE 法
- 内視鏡下椎間板摘出術（MED）
  などがある。

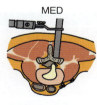

3 腰部脊柱管狭窄症

加齢によって腰椎の神経組織と血管のスペースが減少することで、殿部痛や下肢痛がみられる症候群を腰部脊柱管狭窄症というよ。すべりや側弯などの変形をともなうこともあるんだ。

1. もっとも特徴的な症状：間欠跛行

- 長時間歩き続けると下肢にしびれと脱力が生じ、立ち止まってしまう。
- 腰をかがめたり、座って休むと、また歩くことができる。
- しびれや脱力のほか、痛みもある。腰痛があるとは限らない。

2. 診断

- 本疾患に特異的な身体診察所見はない。
- 問診と画像所見で診断されることが多いのも特徴の1つである。

画像診断	
単純X線	すべりや側弯の有無をチェックする
MRI	椎間板の膨隆や黄色靭帯の肥厚による脊柱管（硬膜管）の狭窄を認める
脊髄造影検査（ミエログラフィ）	ペースメーカーなどの体内金属のため、MRIが撮影困難な場合に実施する

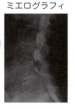

MRI（T2強調、矢状断）　　ミエログラフィ

診断にもっとも重要。

3. 治療

a. 保存治療

内　服
・NSAIDs　・アセトアミノフェン　・血流改善薬（プロスタグランジン E_1 製剤）　・抗てんかん薬（プレガバリン） ・弱オピオイド
装具療法（➡ p.89）
・腰痛ベルト　・ダーメンコルセット
リハビリテーション
・温熱療法　・牽引療法
神経ブロック療法
・硬膜外ブロック　・神経根ブロック（➡ p.82）

ダーメンコルセット

POINT

・看護師は薬剤師と連携し、服薬指導を行う。
・下肢筋力低下による転倒を予防する。

b. 手術治療

大きく分けて、椎弓切除術による神経除圧、すべり症などの不安定椎に対する脊椎固定術がある。

[脊椎固定術]
・後側方固定術
・後方椎体間固定術
・前方固定術
・前後合併固定術

脊椎前後合併固定術

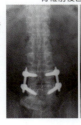
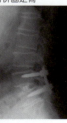

術後のチェックポイント

[硬膜外血腫による下肢麻痺]

・術当日やドレーン抜去後に生じやすく、昼夜を問わずに緊急手術（血腫除去）となる。

・予兆で腰下肢痛が急に増悪することが多いので、必ず足関節や足趾の動きをチェックする。

[腓骨神経麻痺]

・馬尾や神経根の狭窄が強いと、下肢を走行する末梢神経の予備能が落ちるため、生じやすくなる。

・下腿外旋位による腓骨頭圧迫は、下肢手術後の患者だけに生じるものでないことに注意する。

POINT ★

看護のポイント

・ADL を介助する。

・医師の指示があるまで装具を装着する（➡ p.89）。

・筋力低下の可能性があるため、転倒を予防する。

・退院後、腰部に負担をかけないよう住環境の調整や ADL の工夫をする。

・社会資源を活用する（介護保険 2 号被保険者）。

4 脊椎圧迫骨折

骨粗鬆症となった高齢の女性に生じることが多いよ。

1. 要因

- 「転倒してしりもちをつく」という受傷機転が典型的である。
- 明らかな転倒などの外傷がなく、重いものを持っただけで生じることもある。

高齢の女性が腰痛を訴えたときには、つねに念頭に置くべき疾患である。

2. 診断

部位としては胸腰椎移行部に多く、単純X線やMRIなどで診断する。

3. 治療

保存治療	多くの場合、コルセットを装着する
薬物治療	保存治療と同時に、骨粗鬆症に対して行う

さらなる圧迫骨折や大腿骨近位部骨折などの予防を行っていくことも、非常に重要。

70歳、女性。多発骨折例

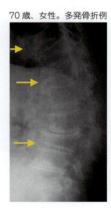

硬性コルセット

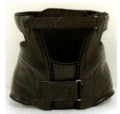

保存治療を行っても骨癒合せずに疼痛が残存したり、下肢に麻痺症状が出現した例では、固定術などを行うこともある。

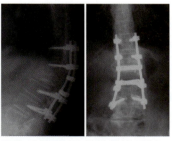

75歳、女性。保存治療でも腰痛と下肢痛のため歩行不能であったので、固定術を施行。

5 脊柱側弯症

脊柱が左右に弯曲して回旋（＝ねじれる）する疾患だよ。

1. 病態

脊柱（p.11参照）は通常、前から観察すると骨盤から垂直に直立している。これが左右に弯曲し、回旋（＝ねじれる）する疾患である。

コブ角で重症度の評価を行う。

思春期の女子に発症する特発性（原因不明の）脊柱側弯症がもっとも頻度が高く、1〜2%といわれている。成長期に進行のリスクが高い。

コブ（Cobb）角とは

・正面X線像において、側弯カーブでもっとも傾いている（終椎という）中枢の椎体上縁と末梢の椎体下縁に引いた線の垂線が成す角度のこと。
・側弯症はコブ角10°以上の弯曲を有する場合とされている。

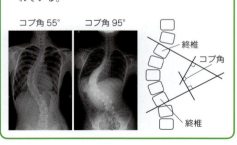

コブ角55°　　コブ角95°

2. 治療

a. 保存治療

装具（p.89 参照）を用いた治療を行う。最近は under arm brace といわれる装具がよく用いられている。

b. 手術治療

脊柱変形が進行する症例に適応となる。施設によって適応は異なるが、一般的にコブ角が 50°を超える側弯症には手術治療が考慮される。

大阪医大式装具

画像提供／
（有）永野義肢

3. 入院時の看護のポイント

[自己血貯血をしているか]

・入院後にも自己血採血を予定している場合、貯血前の血液検査は必須。検査オーダーが出ているかをチェックする。

・採血前の患者の状態（生理の時期）、バイタルチェック、これまでの採血時の気分不良などの有無をチェックする。

[呼吸訓練の励行]

インスピレックスなどを用いた呼吸訓練を指導する。

[患者、保護者の心理ケア]

・保護者といっしょに手術に至るまでの経緯を聞き取り、現在何が不安なのかを共有する。

・年齢の違う人との同室での入院生活の不安を聞き出す。

思春期の患者は、手術に対して非常に不安感をもっていることを認識する！

4. 治療の実際

a. 検査

全身麻酔用の検査一式
基礎疾患にマルファン症候群がある場合は、心臓エコー検査を行う

画像検査
・単純X線像（立位正側面、臥位正面、ストレス撮影） ・脊柱CT：手術でナビゲーションシステムに利用することもある ・全脊椎MRI：脊髄の異常をチェックする（空洞症、キアリ奇形など） ・脊髄造影：施設によって行う場合もある

MEMO

マルファン症候群とは
- 手指が長く（サムサイン、リストサイン）、心臓弁膜症、眼球の水晶体亜脱臼などを並存する症候群のこと。
- 脊柱側弯症も主要な症候の1つで、進行するリスクが大きいとされている。

術後のチェックポイント

［全身状態のチェック］
　術前に生理になったり、感冒に罹患することもある。

［術前の清拭、頭髪を整える］
　前日に入浴させる。MEPという運動神経モニタリングをする際は、頭髪が長い場合は三つ編みにするなど、頭部に電極が設置しやすいように整える。

［術中の家族の待機］
　脊柱側弯症の手術は長時間に及ぶことがある。病室で待機させるのではなく、連絡のつく方法を聞き取り、食事するなどリラックスして待機できる環境を整える。

b. 手術方法

- 椎弓根にスクリューを設置して、スクリューにロッドを設置することにより変形した脊柱を矯正固定する。
- 後方のロッド間全体に骨移植を行い、将来的には自分の骨で矯正位を保持する。

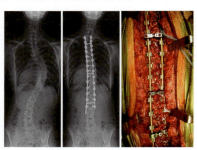

術後のチェックポイント

[足趾、足関節を含めた自動運動が可能か]

　脊柱側弯症の手術は、矯正時に脊髄にストレスが加わる。運動知覚機能のチェックは必須である。

ICUで睡眠処置が行われている場合は、医師といっしょにときどき覚醒させてチェックする。

[血液検査を含めた全身状態]

　術中の出血、輸液・輸血の状況、ドレーン出血を含めたin-outを把握する。不感蒸泄も計算する。

腹部症状の把握：術後鎮痛のためにオピオイド系の薬剤を使用していると、腸管運動が抑制されることがある。熱気・排気など腸管運動を促すようにする。

[退院までのリハとの連携]

　術後2日目には座位、3日目には立位がとれるように指導する。

POINT ★

脊柱側弯症の術後には特別なリハの必要はない。歩行、階段昇降がうまくできて、日常生活復帰が可能となれば退院指導（就学の時期、運動禁止の期間など）を行う。

2 疾患・症状、治療 ── ❸-5 脊柱側弯症

CHAPTER 2 疾患・症状、治療 C 下肢

1 大腿骨近位部骨折

> 大腿骨近位部の骨折は、関節面に近い側から、骨頭、頚部、転子部、転子下に発生するよ。

1. 分類

- 頚部骨折、転子部骨折は、高齢者の転倒による低エネルギー外傷の結果として生じやすい。
- 頚部骨折の分類には、Garden分類を用いるのが一般的。転位の程度によりⅠ～Ⅳに分類される。Ⅰ・Ⅱを非転位型、Ⅲ・Ⅳを転位型として分類する考え方が主流。

Garden分類（文献1より改変）

非転位型		転位型	
stage Ⅰ	stage Ⅱ	stage Ⅲ	stage Ⅳ
外反陥入型	完全骨折、骨折面の転位なし	骨折面に部分的な転位あり	骨折面に完全な転位あり

> 重度の骨粗鬆症患者では、軽微な外力で骨折を生じる場合がある。非転位型では、痛みを訴えるものの歩行可能な場合があるため、注意が必要。

2. 症状と身体所見

・疼痛　・腫脹　・下肢短縮と外旋

3. 注意点

・誤嚥性肺炎　・腓骨神経麻痺　・褥瘡

4. 治療

安静療法
非転位型に適応。介達もしくは直達牽引（→ p.85）を行い、局所の安静を保つ。炎症が鎮静化してきたら、経過をみながら車椅子移乗などへ移行する

手術治療	
骨接合術	非転位型、転位型に適応。わずかな転位の骨折にはスクリュー固定が優れている
人工骨頭置換術（BHA）	転位型に適応。骨折部を展開し骨頭摘出後、骨髄内に人工骨頭を挿入する方法。人工股関節全置換術（THA）を行うこともある

〈大腿骨頸部骨折の手術方法〉

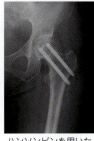

ハンソンピンを用いた
内固定術

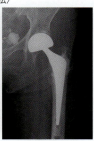

人工骨頭挿入術

〈大腿骨転子部骨折の手術方法〉

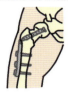
プレート法

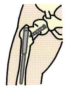
ガンマ型髄内釘法

エンダー法

a. 術後合併症

THA、BHA
感染、人工骨頭のゆるみ、インプラント周囲骨折、脱臼
そのほかの手術
偽関節、大腿骨頭壊死、インプラントの脱転、感染

看護のポイント
① 腓骨神経麻痺予防➡ p.103
② 脱臼予防のため、良肢位保持➡ p.95
③ 疼痛コントロール
④ 褥瘡予防➡ p.105
⑤ 転倒防止
⑥ 感染徴候の有無確認➡ p.96
⑦ ドレーン管理

2 変形性股関節症

関節軟骨の変形疾患で、女性に多いんだ。原因は先天的な股関節の形成不全など子どものときの病気や、発育障害の後遺症が主になるよ（二次性）。

1. 病態

中高年の発症は加齢が深く関連しており、とくに明らかな原因となる病気にかかったことがなくても発症することがある（一次性）。

> 日本では二次性が多い。

2. 症状

- 疼痛　・歩行能力減退　・関節拘縮
- 跛行（トレンデレンブルグ徴候）
- 脚長差（患肢の短縮）

> 患肢をかばった歩き方や、痛みのために活動量が減ることにより中殿筋などの筋力が衰え、トレンデレンブルグ徴候が出現しやすくなる。転倒による骨折などが起こらないように気を付ける必要がある。

3. 治療

保存治療	装具療法、温熱療法、薬物療法
手術治療	人工股関節全置換術（THA）、寛骨臼回転骨切り術など

> THAでは、進入路（前方や側方、後方アプローチ）により脱臼肢位が異なるので注意。

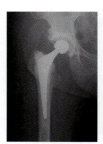 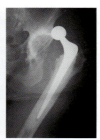

人工股関節全置換術　　　　　術後脱臼

a. 術後合併症
・深部静脈血栓症（DVT）➡ p.100、肺血栓塞栓症（PTE）
・感染➡ p.98　・脱臼　・腓骨神経麻痺➡ p.103

POINT

看護のポイント
① 疼痛コントロール
② 術前訓練（体位変換、車椅子動作、床上排泄）
③ 術後合併症の早期発見、予防
④ ドレーン管理
⑤ 転倒予防

3 変形性膝関節症

中年以降の肥満女性に好発するよ。急激な体重増加と、加齢や閉経による軟骨や骨の器質的変化が膝への負担を増大させると考えられているんだ。

1. 病態

・軟骨および半月板の機能不全、消失。
・原因：肥満、膝O脚（X脚）変形（Mikulicz線の偏位と関連）。

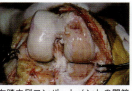

右膝内側コンパートメントの関節軟骨は完全に摩耗し、象牙質化している。

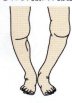

内反型変形性膝関節症にみられる両膝の内反変形

変形性膝関節症のX線像の分類

Kellgren-Lawrence分類	
grade 0	正常
grade Ⅰ	大きな変化はみられないが、変形性膝関節症が疑われる状態。骨棘または軟骨下に骨硬化がみられることがある
grade Ⅱ	膝関節の隙間に狭小がみられる状態（25％以下）。骨の変形はないが、わずかに骨棘の形成が確認できる
grade Ⅲ	膝関節の隙間が半分以上に狭小した状態（50～70％）。骨棘の形成や骨硬化が、はっきりと確認できる
grade Ⅳ	膝関節の隙間の狭小がかなり進行した状態（75％以上）。大きな骨棘が形成され、骨の変形も顕著に認められる

※世界でもっとも活用されている分類。　　　　（文献1より改変）

2. 症状

- 膝に水がたまる、運動時の膝痛。
- 正座や階段昇降が困難。
- 安静時の痛み、歩行困難、変形、可動域制限。

3. 治療

保存治療	消炎鎮痛薬、ヒアルロン酸関節内注射、足底挿板、免荷
手術治療	人工膝関節置換術(TKA)、膝周囲骨切り術(HTO、DLO)など

※ TKAでは短期間での改善が期待できるが、人工膝関節のゆるみや感染が生じた場合は入れ替える必要がある。

人工膝関節

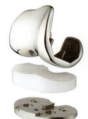

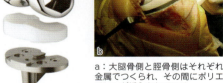

a：大腿骨側と脛骨側はそれぞれ金属でつくられ、その間にポリエチレンが挿入されている。
b：手術の実際。

a. 術後合併症

- 深部静脈血栓症(DVT) ➡ p.100、肺血栓塞栓症(PTE)
- 感染 ➡ p.96
- 腓骨神経麻痺 ➡ p.103、伏在神経障害(膝周囲のしびれ)
- コンパートメント症候群

> ### コンパートメント症候群
> - 筋肉の腫脹にともなって筋膜の内圧が高まることにより発生する循環障害。症状は脈拍消失、疼痛、蒼白、知覚異常、麻痺の5つ。
> - 内圧30mmHg以上が続く場合、筋膜を切開し、内圧を低下させる緊急手術を要することもある。そのため、注意深く観察して早期発見に努めることが大切。

b. 予防

フットポンプ、弾性ストッキング、クーリング。➡ p.101

c. リハのすすめ方

CPM、自主トレまくら(ニーリカバリー)。

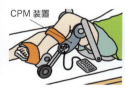

CPM装置

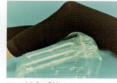

ニーリカバリー

POINT

看護のポイント
①疼痛コントロール ②患肢挙上
③腓骨神経麻痺予防 ④ドレーン管理
⑤CPM開始 ⑥転倒予防

4 膝の半月板・靱帯損傷

膝関節内の軟部組織には、軟骨、半月板（内側、外側）、靱帯（前十字靱帯、後十字靱帯）があるよ。損傷の原因には、接触型と非接触型があるんだ。

損傷の原因

接触型：高エネルギー外傷（交通事故、コンタクトスポーツ）
非接触型：捻挫、非接触型スポーツ

検査

これらの損傷はX線ではわからないため、MRI検査を行う。

膝関節靱帯損傷

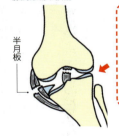

外反ストレスが加わると、まず関節包性靱帯である内側側副靱帯深層が断裂する。次いで浅層の内側側副靱帯が切れる。もっと強力な外力では、十字靱帯の断裂までに至る。

1. 半月板損傷

a. 分類

外傷性	膝のひねり、急な方向転換、深屈曲などで生じる。前十字靱帯損傷に合併することも多い
非外傷性	加齢変形を基盤とする変性断裂を多く認める。また、円盤状半月板の損傷を小児に認めることがある。長期的には軟骨の損傷や変形をきたし、変形性膝関節症のリスクが高まる

b. 症状

・運動時の痛み、引っかかり感の訴え。

・膝の不安定感、可動域制限。

・膝に水がたまり、腫れてくる。

c. 治療

保存治療
薬物療法、安静、大腿四頭筋訓練など

手術治療：関節鏡手術（縫合もしくは部分切除術）
［関節鏡視下切除術の適応］ 血行の乏しい中枢側の損傷、縫合困難な形態の損傷など ［関節鏡視下修復術の適応］ 血行の豊富な領域（半月板外側 3 分の 1）の損傷

◆術後合併症

・深部静脈血栓症（DVT）➡ p.100、肺血栓塞栓症（PTE）

・腓骨神経麻痺➡ p.103、伏在神経障害（膝周囲のしびれ）

・コンパートメント症候群

・感染➡ p.96

◆予防

　➡ p.63 参照。

術後のチェックポイント

　合併症を早期に発見する。

・バイタルサイン、術野の観察（感染徴候）、ドレーンの管理（量、性状）

・疼痛コントロール

・腓骨神経麻痺の予防

・足趾の色調、退色反応

・荷重スケジュールに合わせた ADL 状況

◆リハのすすめ方

　➡ p.63 参照。

2. 前十字靭帯損傷（ACL）

　スポーツ外傷や交通事故などで、大きな力が膝に加わったときに損傷を生じる。

a. 治療

保存治療
受傷後、急性期は RICE 療法

靭帯再建術
損傷した ACL を切除し、新しく再建する 関節鏡手術：半腱様筋腱（＋薄筋腱）を用いた2重束再建術

RICE 療法
R：rest（安静）
I：ice（冷却）
C：compression（圧迫）
E：elevation（挙上）

関節鏡視下前十字靭帯再建術

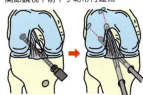

POINT★

看護のポイント
①疼痛コントロール
②翌日からの車椅子移乗に向けて安全な離床方法の指導
③ニーブレース装着中の創と神経症状の悪化に注意する
④腓骨神経麻痺の予防
⑤リハ状況の確認（関節可動域、筋力、松葉杖練習）

5 膝関節周囲の骨折

交通事故やスポーツなどの外傷、転倒などが原因で起こるんだ。脛骨・腓骨の一方もしくは両方に生じるよ。

1. 原因と症状

a. 原因
［接触型損傷］高エネルギー外傷（交通事故、コンタクトスポーツ）
［非接触型損傷］捻挫など
・骨粗鬆症を背景とした不顕性骨折（大腿骨内顆骨壊死）
・膝関節変形

b. 症状
・骨折部の痛み　・腫脹　・内出血

2. 治療

保存治療
転位のない骨折、転位があっても整復後に安定している骨折などに適応。ギプス固定やシーネ固定を行う

手術治療
・骨接合術　・アライメントの矯正（高位脛骨骨切り、大腿骨遠位骨切り術）　・人工膝関節全置換術（TKA）

a. 術後合併症
➡ p.62 参照。

b. 予防
➡ p.63 参照。

術後のチェックポイント

　合併症を早期に発見する。
・バイタルサイン、術野の観察（感染徴候）、ドレーン
　の管理（量、性状）
・疼痛コントロール
・末梢循環動態
・足趾、足関節運動状態
・足背動脈触知の有無
・コンパートメント症候群の有無
・腓骨神経麻痺の予防

c. リハのすすめ方

➡ p.63 参照。

6 足関節果部骨折

足関節は脛骨、腓骨、距骨の3つの骨で構成されているよ（p.26参照）。下肢のなかで、脛骨遠位部の内果・後果、腓骨遠位部の外果で生じる骨折が頻度が高いんだ。

1. 病態

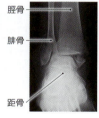

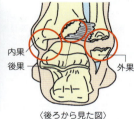

〈後ろから見た図〉

両果骨折 外果と内果が骨折。

三果骨折 外果、内果、後果のすべてが骨折。

両果骨折や三果骨折では、足関節の脱臼をともなうことがある。

2. 受診・入院時のポイント

[開放創の有無]

とくに脱臼をともなった骨折では開放創の有無を確認し、抗菌薬の点滴など感染に対する治療を考慮する。

[神経・血管損傷の有無]

足趾の動きを確認するとともに、足背と足底に知覚異常がないかを確認する。また、足背動脈が触知できるかも必ず確認する。

[腫脹の程度]

腫脹が強く、足関節や足趾を動かすと強い疼痛が誘発されるときには、コンパートメント症候群を疑う➡p.63。

術前のチェックポイント

・腫脹が強いときは水疱を形成することがある。腫脹が軽減し、水疱が治癒していることを確認する。
・薬を服用している場合、抗凝固薬は休薬する➡p.13。

3. 治療

保存治療	転位の小さい骨折などに行われる。ギプス・副子（シーネ）固定、装具療法（膝蓋腱支持〈PTB〉装具、短下肢装具など）など
手術治療	転位の大きい骨折などに行われる。転位した骨折部を整復し、プレートやスクリューで固定する

術後のチェックポイント

観血的整復固定術

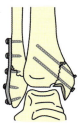

・ギプス障害。足趾の知覚と爪の色、ブランチテストを確認する。
・術後感染➡p.96、DVT➡p.100、腓骨神経麻痺➡p.103 の有無。
・抗凝固薬は、術翌日から再開する。

ブランチテスト

爪床を5秒間圧迫し、解除後、爪床の赤みが回復するまでの時間を計測する。2秒未満であれば、循環に関しては問題ないと判断される。

a. リハのすすめ方

早期から筋力訓練と立位および歩行訓練を開始する。

荷重のかけ方	2〜4週間はギプスや副子などの外固定を行い、完全免荷とする
可動域訓練	足趾の可動域訓練は積極的に行う。可能であれば足関節も早期から可動域訓練を開始し、関節拘縮を予防する

POINT ★

- 高齢者でギプス固定をしている例では、車椅子移乗や歩行訓練の際の転倒に注意！
- ベッドや車椅子では、患肢を挙上して腫脹の増悪を防ぐ。

b. 退院までのアセスメント、退院指導

- 筋力訓練や可動域訓練は自宅でも行うようにする。
- 骨折部が癒合するまで運動は禁止する。
- 医師の許可後、ギプス固定中は防水したうえでシャワー浴可能 ➡ p.83。

7 アキレス腱断裂

アキレス腱は、下腿後面の表層にある腓腹筋と深層のヒラメ筋が遠位で合流して形成され、踵骨の後面に付着しているよ。腱が断裂して連続性を絶たれる状態を、アキレス腱断裂というんだね。

1. 病態

腓腹筋とヒラメ筋

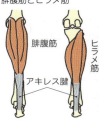

アキレス腱断裂のMRI

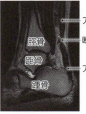

- 30歳を超えるとアキレス腱は徐々に変性し、強度が低下する。
- ジャンプや蹴り出しのとき、膝が伸びた状態で下腿三頭筋が急激に収縮すると、腱が断裂する。

ニューキノロン系の抗菌薬を使用すると、高齢者でステロイド薬を併用している場合に断裂をきたす場合がある。そのため、投与後はアキレス腱の腫脹や痛みに注意が必要。

2. 診断

- 受傷時の感覚として、「アキレス腱部を後ろから棒でたたかれたよう」と訴える患者が多い。
- アキレス腱に痛みがある。歩行は可能だが、つま先立ちはできない。

トンプソンテスト

腹臥位で下腿三頭筋を握ると足関節が底屈するのが正常な反応（陰性）。アキレス腱断裂の場合はこれがみられない（陽性）。

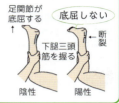

3. 治療

- 手術治療および保存治療がある。ともに治療成績は良好。
- どちらの治療も、一定期間はギプスや装具による外固定が必要。
- 手術をする場合は、腱を強固に縫合する。

短下肢装具

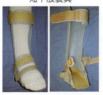

パッドを数段重ねて足底に入れ、足関節を底屈位に保持し、1週間に1段ずつパッドを外していく。

Krackow（クラッコウ）法

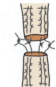

4列の糸を断裂部で縫合する。

a. リハのすすめ方

◆早期運動療法

　最近は、早期に患肢に体重をかけ、外固定期間を短くする傾向がある。

POINT ★

外固定を外してしばらくの間は、転倒による再断裂に注意が必要。

8 足関節捻挫

捻挫とは、関節を支持している靭帯が痛むことをいうよ。足関節捻挫の約85%は内がえし捻挫で、外側の靭帯を損傷するんだ。

足関節外側靭帯 　前距腓靭帯、踵腓靭帯、後距腓靭帯がある。

内がえし

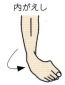

前距腓靭帯と踵腓靭帯

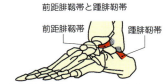

※後距腓靭帯損傷は、あまりみられない。

1. 足関節外側靭帯損傷の分類

軽症のⅠ度から重症のⅢ度まで、3つに分かれる。

Ⅰ度	前距腓靭帯の部分損傷
Ⅱ度	前距腓靭帯の完全損傷
Ⅲ度	前距腓靭帯、踵腓靭帯の完全損傷

2. 診断

・足関節前外側部の腫脹、皮下出血、圧痛がある。歩行障害がみられる。
・とくにⅢ度損傷では、痛みのため足を地面につけることがまったくできなくなる。

足関節外側靭帯損傷

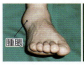
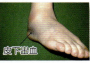

外果前方の腫脹と外果下方の皮下出血を認める。

3. 治療

- 急性期およびⅠ度の治療は RICE 療法（➡ p.66）が基本。安静、患部冷却、圧迫、患肢挙上を行う。
- Ⅱ、Ⅲ度には RICE 療法とサポーター固定を行う。
- Ⅲ度損傷では、短期間のギプス固定が行われることもある。

足関節靱帯損傷用装具

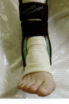

内外側に支柱を付け、ストラップを巻き付けて使用。

POINT

新鮮靱帯損傷に手術はあまり行われない。ただし、捻挫を繰り返す場合や捻挫後に足関節の不安定性が残存する場合には、靱帯の手術を行う。

ストレスX線検査

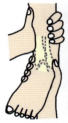
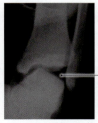

距骨が大きく傾斜し、不安定性を認める。

足関節に内反ストレスをかけた状態でX線撮影を行い、不安定性を評価する。

9 外反母趾

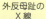

外反母趾は、第1中足骨が内反して、母趾が外反するとともに、回内する変形をいうよ。女性に多く（男女比1：9）、要因の1つにハイヒールなどの履物による影響があるんだ。

外反母趾のX線

1. 病態

- 第1中足骨頭が内側に突出するため、バニオンを形成する。
- 歩行時に母趾で踏み返しが困難になるため、足底に胼胝ができる。

バニオン

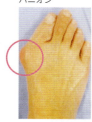

胼胝

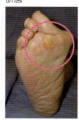

2. 受診・入院時のポイント

[潰瘍や爪の状態]
　重度の外反母趾症例では、爪の変形や白癬、潰瘍形成をともなうことがある。手術までに治療しておく。

[足部の腫脹]
　腫脹の強い症例では、関節リウマチや痛風によることがある。血液検査で確認する。

術後のチェックポイント

- 重度の肝疾患がある患者では、止血・凝固能が低下している場合が多い。合併症として、術後の出血に注意が必要。
- 薬を服用している場合、抗凝固薬は休薬する➡p.113。関節リウマチ患者では、生物学的製剤などの周術期休薬の有無を確認。

3. 治療

a. 保存治療

履物の指導、装具療法（趾間装具、足底挿板）、ホーマン体操。

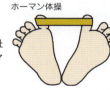

ホーマン体操

b. 手術治療

変形の程度によって術式を考慮する。

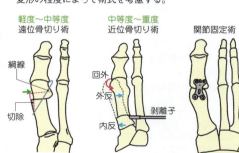

軽度〜中等度
遠位骨切り術

中等度〜重度
近位骨切り術

関節固定術

それぞれメリットとデメリットがある。骨切り術は、関節は温存できるが再発の可能性がある。関節固定術は、再発の可能性は低いが関節機能が失われる。

術後のチェックポイント

- ギプス障害。足趾の知覚と爪の色、ブランチテスト（➡ p.70）を確認する。
- 術後感染➡ p.96、DVT ➡ p.100、腓骨神経麻痺➡ p.103 の有無。
- 抗凝固薬は、術翌日から再開する。
- 高齢者でギプス固定をしている例では、車椅子移乗や歩行訓練の際の転倒に注意！
- 医師の許可後、ギプス固定中は防水したうえでシャワー浴可能➡ p.83。

c. リハのすすめ方

早期から筋力訓練と立位および歩行訓練を開始する。

荷重の かけ方	患側はギプスにヒールをつけて、部分荷重での立位・歩行訓練を開始。術後3週目から足底挿板に変更して荷重量を増量する
可動域 訓練	足趾の可動域訓練は積極的に行い、関節拘縮を予防する

d. 退院までのアセスメント、退院指導

- 骨切り部や関節固定部の骨癒合が得られるまで、足底挿板を装着する。
- 骨癒合後も、履物は先の広いものを使用する。

POINT

履物選びが大切！ 履物の中で足趾が動かせる程度に先が広いものがよい。

3 看護　A 日常診療のケア

1 包帯法

包帯固定には、患部の保護、整復、固定、圧迫などの目的があるよ。

1. 看護のポイント

目的：部位に適した包帯を選択する。
- 末梢循環の状態（皮膚温、感覚、脈拍、腫脹）、神経障害の有無（疼痛、しびれ感）、皮膚障害を観察する。
- 関節を含む部位は良肢位となるよう注意し、関節の動きを妨げないよう注意する。

2. 巻き方

- 包帯は末梢から中枢に向かって巻く。
- 包帯の巻き始めは、包帯を斜めに当て、三角にはみ出た部分を折り返す。この上に重ねて巻いていくことで、しっかりと固定でき、ゆるみを防止できる。

環行帯

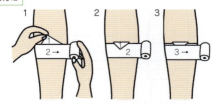

目的：太さの等しい部分を巻く場合や、包帯の巻きはじめと巻き終わりに用いる。

亀甲帯

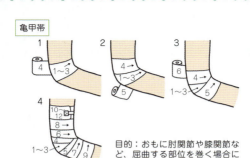

目的：おもに肘関節や膝関節など、屈曲する部位を巻く場合に用いる。

麦穂帯

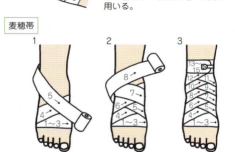

目的：おもに足関節・手関節・肩関節・股関節など、部位の太さに差がある場合に用いる。

螺旋帯

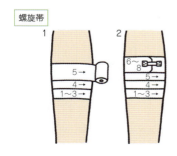

目的：長さのある部位で同じ太さの部分を巻く場合に用いる。

反復帯

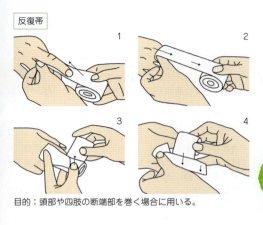

目的：頭部や四肢の断端部を巻く場合に用いる。

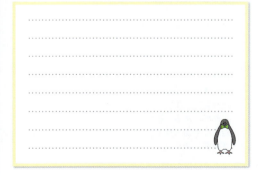

2 ブロック療法 (神経根ブロック)

神経根に局所麻酔をして、その神経根の支配領域の感覚を遮断して鎮痛するんだ。治療だけでなく、椎間板ヘルニアや腰部脊柱管狭窄症などの診断目的でも行うよ。

1. 方法

- 検査前のバイタルサインを測定する（とくに血圧値）。
- 検査中、看護師は検査室の外から患者の様子を観察する。血圧変動に注意する。
① 穿刺部を中心に広く消毒する。医師がX線透視下で穿刺を行う。
② スパイナル針が神経根に当たると、下肢に強い放散痛を生じる。その後、医師が造影剤を注入し、X線撮影。次に局所麻酔薬や副腎皮質ステロイド薬を注入する。
③ スパイナル針を抜去してガーゼで保護する。

2. 注意点

- 患者の既往歴、降圧薬内服の有無などを把握しておく。
- 検査中は、とくに血圧の変動に注意する。
- 意識レベルの変化や気分不良の有無、バイタルサインを確認し、異常の早期発見に努める。

POINT★

- 神経根ブロック後の下肢脱力症状で転倒の危険性が増すため、移乗や移動時には注意が必要である。
- 造影剤アレルギーなどで重篤なショックを起こす可能性がある。患者の入念な観察とショック時の対応の準備（救急カートの準備、緊急コールなど）が必要である。

3 ギプス・シーネ(副子)固定

患部の固定や安静のほかに、脱臼・骨折の整復位の保持や、変形の予防・矯正が目的なんだ。

1. ギプス
a. 観察のポイント

循環障害の有無	疼痛・腫脹・皮膚の色調・冷感・爪色 とくに固定後12〜24時間は注意深く観察する
神経障害の有無	疼痛・しびれ感・知覚異常・手足の指の動き 腓骨神経麻痺➡p.103参照、尺骨・橈骨・正中神経麻痺➡p.104参照
皮膚障害の有無	骨の突出部(足関節内果・外果部)はギプスで圧迫され、皮膚障害を生じやすいため、注意が必要

※術後ギプス固定中の場合は、創部出血に注意して観察を行う(ギプス表面、辺縁部分に血がにじんでいないか注意深く観察する)。

b. 合併症の予防
・ギプス固定後は患肢を挙上し、循環障害を予防する。
・患肢の手指・足趾の自動運動を行い、循環障害・神経障害を予防する。

・合併症の症状が現れる場合は、すぐに医師へ報告する。

c. ギプス固定中のケア
皮膚損傷の危険性があるため、棒などを入れて掻かないように説明する。クーリングやかゆみ止めなどの処方を依頼する。

◆シャワー浴は?
①ビニール袋をギプス固定部位にかぶせる。
②袋の上からガムテープなどで止める。

83

③袋の中に水が入らないように注意しながらシャワー浴を行う。
④ギプスがぬれた場合には、巻き直しが必要な場合があるため、病院に連絡する。

2. シーネ（副子）固定

a. 特徴
- シーネは包帯で固定するため、患肢に創部がある場合、創部の観察が容易である。
- 固定力の弱さがあり、包帯のゆるみによるずれが生じやすいため、看護師による観察が重要である。

b. 種類

ソフトシーネ

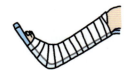

ギプスシーネ

c. シーネ固定中のケア
- ギプスと同様。
- リハビリテーション時や清潔ケアなど、医師の指示に従って着脱する。
- 包帯のゆるみによって固定性が弱まり、肢位の安静が保てない可能性がある。固定状態を観察し、適宜巻き直しを行う。

4 牽引療法

骨折の整復、固定、疼痛の軽減を目的に行うよ。

1. 分類

介達牽引：グリソン牽引、スピードトラック牽引	
特徴	・皮膚を介して間接的に牽引力をはたらかせるため、牽引力は弱いが、簡便である ・摩擦により皮膚障害のリスクがある

直達牽引：頭蓋直達牽引、キルシュナー鋼線牽引	
特徴	・骨に鋼線やピンを刺入して直接牽引力をはたらかせるため、牽引力が強い ・簡便ではなく、感染のリスクがある

2. 看護のポイント

a. 牽引手技による神経麻痺・循環障害の予防

牽引器具による局所の圧迫、不適切な牽引方向、重すぎる重錘などの牽引手技により、神経麻痺・循環障害や疼痛が生じることがあるため、トラブルを予防することが大切である。

b. 良肢位の保持

牽引中の患者は、患肢をある程度動かすことができるため、牽引の状態が変化する可能性がある。頻繁に観察し、良肢位が保たれるようにする。

c. 安静にともなう麻痺や血栓の観察

牽引中は床上安静になることが多く、圧迫による神経麻痺が生じる可能性がある。

POINT ★

とくに下肢では腓骨神経麻痺を起こしやすいため、注意する。また、患肢の安静にともなう深部静脈血栓症の発生に注意する。

3. 観察のポイント

> **注意点**
> - 患者の肢位、体位は正しいか、安静が守られているか
> - 牽引の方向は適切か
> - 指示どおりの重錘で牽引されているか、重錘は床についていないか
> - ロープにたるみ（ゆるみ）はないか、ロープは滑車を通っているか
> - 掛け物がロープにかかっていないか
> - 安静による褥瘡の有無、皮膚状態
> - 精神状態
> - 神経障害、循環障害の有無

4. 治療の実際

a. 介達牽引（脊椎・四肢）

◆グリソン牽引

- 座位で行われる場合と、仰臥位で行われる場合がある。仰臥位で行われる場合は、ベッドに軽く傾斜が加えられることがある。
- 牽引角度や枕の使用は、医師の指示を受ける。また、牽引、体動範囲についても医師の指示を受ける。

適応例：小児の環軸椎回旋位固定、頚椎症、頚部捻挫など

牽引方向によって、下顎部と後頭部への牽引力の配分が決まる。均等に力がかかるように調整する。

POINT
- 牽引による窒息や呼吸状態の変化に注意する。
- 耳介・下顎の皮膚状態を観察する。

◆スピードトラック牽引
・弾性包帯やフォームラバーの摩擦による皮膚障害、神経障害に注意が必要。

POINT

とくに下肢の場合は、包帯が腓骨頭にかからないように注意し、腓骨神経麻痺を予防する。

b. 直達牽引（脊椎・四肢）

ピンを直接刺入するため、刺入部の感染を起こす可能性があるので注意する。

◆頭蓋直達牽引
・ピンやベストにゆるみやずれが発生していないか、装着状態をつねに観察する。
・頭痛、悪心などの消化器症状、浅呼吸など、圧迫による症状の変化に注意する。

POINT

・看護師は装着やずれの調整を行ってはいけない。すみやかに医師に報告し、対応する。
・緊急事態に対応できるように、専用のレンチの場所を把握しておく（患者のベッドサイドなど、身近な場所に置く）。

◆キルシュナー鋼線牽引
・患肢が外旋位にならないように注意し、腓骨神経麻痺を予防する。
・鋼線刺入部の皮膚状態や馬蹄型による皮膚の損傷に注意する。
・頭側を低くして体がずれるのを防ぐ。

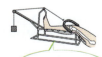

牽引ができているか、重錘の位置にも注意が必要。

5 装具固定と着脱

装具は医師が疾患に対する適応を決定し、その処方をもとに義肢装具士が製作するよ。

目的 四肢や体幹に機能障害がある患者の機能維持、補助。
①体重の支持（免荷） ②患部の固定
③変形の矯正・予防など

POINT

保存治療および残存機能を増大させる手段として用いられる。

1. 脊椎の装具

a. 頚椎装具：フィラデルフィアカラー、ソフトカラーなど

頚椎の前後屈運動・回旋運動を制限して、頭部の重量が頚椎にかかる負担を軽減する。

◆装着時の注意点
・カラーの上端が耳介下に当たらないようにする。
・前胸部、下顎、頚部の3点が固定されていることを確認する。
・患者は下を向けないため、足元の環境を整え、転倒を予防する。

フィラデルフィアカラー

ソフトカラー

b. 腰椎装具：軟性および硬性コルセット

- 腰椎装具には軟性コルセットと硬性コルセットがある。
- 脊椎の動きを制限し、胸腰椎の支持性を高め、脊椎やその周辺の筋肉への体重負担を軽減させる。

◆装着時の注意点

マジックベルトは下から順に締めていく。

硬性コルセット　　　軟性コルセット

c. 側弯装具

側弯装具は under arm brace とよばれる装具が主流である。代表例として、大阪医大式装具が挙げられる。
➡ p.52 参照

◆装着時の注意点

マジックベルトは下から順に締めていく。

POINT

直接皮膚に当てず、肌着やシャツなどを着て装着する。➡ p.52 参照

2. 肩の装具

a. 肩外転装具 ➡ p.32 参照

目的	術後急性期や外傷時の肩の安静
適応	肩腱板断裂、肩脱臼術後の一定期間安静保持

◆装着時の注意点
・接触部の皮膚状態、循環障害の有無
・尺骨神経麻痺出現の有無

b. クラビクルバンド

> 上肢を固定するのではなく、動かしながら治療する装具である。

目的	胸を張った状態に保つことにより、骨折部の短縮転位を矯正する
適応	鎖骨骨折

成人用

小児用

画像提供/アルケア(株)

◆装着時の注意点
・背当ての上端が第7頸椎棘突起より下になるように装着する。
　→胸鎖乳頭筋の緊張をとり、胸を張った状態を維持できる。
・バンドの圧迫による皮膚障害に注意する。
・バンドの交換は、患者1人で行わず、必ず介助する。
　→固定後、バンドに印を付けておくと、交換時のずれを防止する目安となる。
・医師の指示が出るまで、患側上肢は90°以上挙上しない。

POINT

受傷後は痛みにより患者が体を丸めてしまうため、背部にタオルを丸めて入れるなど、胸を張った状態を保つように注意する。

3. 肩と手の装具

a. アームスリング

目的	三角巾固定と同様の肢位の固定を簡便にできる
適応	肩関節亜脱臼、上肢の骨折など

アームスリングに余裕がある場合は、タオルなどで調整する。

◆装着時の注意点
・肘関節を屈曲90°、肩関節を内旋位に保持してベルトを調整し、末梢を軽度挙上する。
・装着時は患者に座位か立位をとってもらい、肢位を整える。
・患側手指の運動を行い、血液循環を促して、関節拘縮を予防するよう指導する。

POINT★

肩がすくんでいないか（ショルダースリングを強く引きすぎない）、肘が体幹の中心より後ろに引っ張られていないか、または前に出すぎていないかを確認する。

4. 手の装具

a. 三角巾

目的	二等辺三角形の布を用い、患側の肩や肘を動かさないように固定して、安静を図る
適応	骨折時の固定安静

◆装着の手順
① 三角巾の頂点が患側肘部にくるように当て、下半分を肩に向かって折り返す。
② 患者の前腕は肘関節が 90°以下となるよう調整し、末梢を挙上して三角巾固定で吊す。
③ 三角巾の端は頚部の後ろ中心からややずらし、首の横で結ぶ。

指の屈曲運動を行い、末梢の循環不全を予防する。

◆装着時の注意点
・三角巾の食い込みによる頚部圧迫に注意する。
・皮膚障害を起こさないよう、三角巾の幅を広げて皮膚に当たる面を大きくする。
・肘部は覆う。患肢の指先は露出させて、観察できるようにする。末梢の循環不全に注意する。
・肘が上がりすぎたり、下がりすぎたりしないようにする。

POINT ★

・循環を妨げないために、手首側を肘より軽度上に固定する。
・下側は、患側を包み支えるように下から固定する。

・緊急時には三角巾をたたみ、包帯としても使用できる。
・三角巾は適宜交換し、清潔保持に努める。

b. 三角巾＋バストバンド

目的	三角巾をつけた上から、バストバンドで固定し安静を強化する
適応	上腕骨近位端骨折の固定

◆装着時の注意点

手関節の運動が妨げられないように固定する。

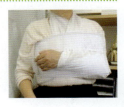

c. 腱性マレット装具

◆目的・適応
・DIP関節の屈曲位を防ぐ。腱性マレット指（槌指）の保存治療。
・装具で6週間の固定→その後は夜間装具として使用する。

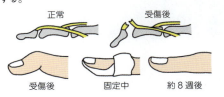

受傷後 　　　固定中 　　　約8週後

骨折をともなう骨性マレット指の場合には、手術を必要とすることがあるよ。

5. 膝の装具

a. ニーブレース

目的	術後急性期や外傷時の膝の安静
適応	靱帯再建、半月板縫合術後の一定期間安静保持、過度の屈曲予防

POINT ★

装具装着による循環障害、神経障害を早期に発見するために、患肢のしびれ、冷感、運動状態を観察する。

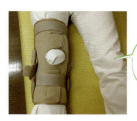

とくに腓骨神経麻痺には注意が必要。

6 体位変換

両膝を立てることで回転させやすくなるよ。体幹や頚部がねじれないように意識しながら、肩と腰を同時に回転させるんだ。

1. 頚椎術後の体位変換

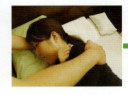 →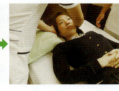

2. 胸腰椎術後の体位変換

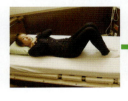 →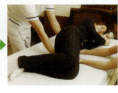

MEMO

ドレーンや点滴ルート類に注意する。
→術直後はドレーンや点滴ルート類が留置されている。ドレーンの敷き込みや屈曲のほか、無理に引っ張って抜去することがないように注意。

3. 人工股関節術後の体位変換

人工股関節術後に起こる脱臼には、前方脱臼、後方脱臼があり、手術の方法によって脱臼の仕方に違いがある。

	術　式	脱臼肢位
前方脱臼	前方アプローチ	股関節伸展・外旋・内転
後方脱臼	後方アプローチ	股関節屈曲・内旋・内転

※手術方法によって脱臼の禁忌肢位が違うため、手術方法を理解しておく。

a. 目的
- 同一体位による圧迫・循環障害・苦痛や、これにともなう褥瘡、呼吸器合併症などを予防する。
- 看護や検査、処置、治療に効果的な姿勢をとる。

b. 方法
- 看護師2人介助で行う。患肢を支える人、患者の後ろから肩を引いて側臥位を促す人に分かれて介助する。
- ドレーンや膀胱留置カテーテルに注意しながら行う。
- 側臥位になったら、外転枕に患肢をのせ、落ちないように調整する。

POINT

体位変換のポイント
足の間に枕（外転枕）を挟み込み、足と体をねじらないように横に向かせる。

c. 観察項目
- ドレーンや膀胱留置カテーテルが圧迫されたり曲がったりしていないか確認する。
- 患肢が良肢位になっているか。腓骨頭の圧迫はないか。

術後3カ月間は、脱臼が起こりやすい時期だから、とくに注意が必要だよ。

3 看護 B 周術期のケア

1 感染予防

> 術後の感染対策で大切なのは、異常を早期に発見することだよ。

とくに手術部位の感染については、患者の訴えを傾聴し、全身状態、局所の状態、血液データなどの客観的データを統合させて評価し、対応することが重要である。

「いつもと違う、なにか変!!」を感じとる力

創部痛が落ち着くころなのに、「痛みが持続している」「体位変換だけでも痛がる」「リハビリテーションを開始しているが、痛みが強くて思うようにすすまない」などは、患者からの重要な訴えである。そのほか、<u>「創部がうずく」</u>と表現されることの多い自発痛にも注意が必要！

1. 感染徴候の観察

症状	発赤、腫脹、熱感、疼痛、浸出液の有無とにおい
全身所見	発熱（術後1週間を超える発熱、または一度解熱した体温が再上昇する）
検査データ	血液検査：CRP、白血球数など 細菌学的検査：貯留液の細菌学的検査、血液培養検査

97

2. 術前の感染対策

a. 口腔内管理

術後の全身合併症を予防するために、術前から口腔ケアと歯周治療などを行い、口腔内の感染源を可及的に除去する。

b. 尿路感染、褥瘡、中耳炎、白癬、皮膚炎など

患者自身が直接関係ないと思っていても、手術に影響を及ぼす可能性がある。

POINT ★

・術前には、多職種連携でケアを実施!!
・術前の情報収集が重要!!

3. 手術創の管理

a. 手術創の密閉

術後 48 時間は、手術創を密閉した状態に保つ。

・創傷治癒過程の浸出液には、創の清浄化を促す物質が含まれているため、上皮化が完了する 48 時間以内は手術創を開放しない。
・術後 4〜7 日ごろに手術創のガーゼ交換を行う際には、表層手術部位感染（SSI）の有無を判断する時期になるので、十分な観察が必要である。

b. 創部の消毒、ドレッシング材の選択

ドレッシング交換や手術創に触れる際には、
清潔操作で行う。

・患者の状況に合わせて、被覆材を選択する。
・安易にテープを用いて固定すると、皮膚に緊張がかかり、スキントラブルの原因となる。

スキントラブルは、手術創感染に大きな影響を与えることになるため、注意が必要。

c. ドレーンの管理

> 標準予防策の徹底と排液の逆流防止。

- 術後ドレナージでは、排液の逆流が感染の重大な要因となる。
- 排液ボトルを取り扱う際には、標準予防策を徹底する。
- 市販されているドレーンの仕組み、構造を知ることも重要である。

排液バッグは創部より高い位置に設置してはいけないんだね。

処置・ケア時に必要な個人防護具 （○は必須　△は必要に応じ）				
手袋	○	△	△	○
マスク	△	○	○ N95	△
エプロン	-	△	-	○
ガウン	-	-	-	△
ゴーグル	-	-	-	△
処置・ケア	・採血 ・注射 ・血管確保 ・点滴抜針 ・血糖測定 ・点眼介助 ・検体取り扱い ・坐薬挿入 ・栄養剤投与など	・飛沫感染（インフルエンザ、百日咳、風疹、流行性耳下腺炎、RS）対策が必要な患者のケア ・外来診療時など	・空気感染（麻疹、水痘、結核、免疫不全者の帯状疱疹）対策が必要な患者と同じ空間（部屋）を有するとき	・胃瘻、腸瘻管理 ・尿、便処理 ・オムツ交換 ・陰部洗浄 ・清拭 ・産婦人科内診介助 ・尿道留置カテーテル抜去 ・還流処置など

処置・ケア時に必要な個人防護具 （○は必須　△は必要に応じ）			
手袋	○	○	○	○
マスク	△	○	○	○
エプロン	○	○	○	－
ガウン	△	△	－	○
ゴーグル	－	△	○	○
処置・ケア	・多剤耐性菌(MRSA, MDRP,ESBLなど) ・A型肝炎、ヘルペス、疥癬、CD偽膜性腸炎、感染性胃腸炎などの接触感染対策必要時	・ストーマ装具の交換 ・ドレーン管理 ・感染性胃腸炎患者の嘔吐物・便処理(オムツ交換も含む) ・創洗浄 ・口腔ケア ・腹膜透析 ・環境整備など	・口腔内、気管内吸引 ・気管カニューレ交換 ・人工呼吸器取り扱い ・膀胱洗浄 ・透析時の穿刺、抜針など	・血液などが飛散する処置 ・飛沫予防策が必要な患者の高密度接触時 ・機器・尿器・尿瓶の洗浄・消毒など ・骨髄・腰椎穿刺介助 ・胸腔ドレーン抜去 ・腹水抜水 ・ドレーン排液廃棄

2 深部静脈血栓症（DVT）

おもに下肢の深部静脈の血流停滞などで血栓ができ、下腿に腫脹・疼痛・圧痛などが生じる疾患だよ。整形外科では頻度が高く、命にかかわるので予防が重要なんだ。

1. 要因

| Virchowの3徴 | ・静脈壁の損傷
・静脈血の停滞
・血液凝固能の亢進 |

DVT、肺血栓塞栓症（PTE）、静脈血栓塞栓症（VTE）の違い

DVT ＋ PTE ＝ VTE と考えよう

- **DVT** 体の深部にある静脈に血栓ができる
  症状：腫脹、ホーマンズサイン陽性
  好発部位：ヒラメ筋静脈
- **PTE** 肺動脈に血栓が詰まり、血流悪化や閉塞をきたす
  症状：低酸素血症、心停止、呼吸困難、胸痛など
- **VTE** 静脈において血栓ができ、狭窄・閉塞・炎症が生じる疾患

2. 予防のポイント

a. 脱水予防
血栓を誘発しないよう、こまめに水分摂取を促す。

b. 早期離床
・術翌日から医師の指示のもとで離床を開始する。
・医師の指示により術後早期の離床と歩行を促す。

c. 自動運動

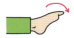

①つま先を下へ向け、足の甲を伸ばす。

②つま先を上げる。

③足の指を閉じ、足の指でグーをつくる。

④足の指を開く。

⑤足首を回す。

⑥両足を伸ばした状態から、片足ずつ膝を伸ばしたり曲げたりする。

※膝や股関節が不自由な患者は避ける。

d. 圧迫療法

間欠的空気圧迫装置（フットポンプ）

- 術前に血栓がないことを確認して、装着を開始する。
- DVT が確認された下肢のマッサージ、圧迫は禁忌となる。

◆弾性ストッキング
- 下腿周囲径などよりフィットしたサイズを選択する。
- しわのないように装着する。
- 弾性ストッキングの装着がむずかしい場合は、弾性包帯による圧迫を行う。

◆間欠的空気圧迫法
機器の使用方法を守り、正しく装着する。

POINT

- 装着中の痛みやしびれ、チアノーゼが出現しないことを観察する。
- 少なくとも1日1回はすべて外し、しびれや疼痛、血流障害、皮膚トラブルなどがないか観察する。

e. 抗凝固療法

術後 10 〜 14 日間の抗凝固療法（p.113）を行う。

3 術後神経麻痺

1. 皮膚の知覚と脊髄のレベル(デルマトーム)

　脊髄から伸びる末梢神経は、皮膚の知覚を支配しており、それぞれの神経と皮膚の支配領域の関係は下に示すとおりである。

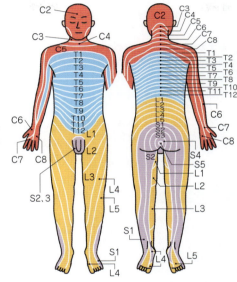

C2（第2頸神経）	T4（第4胸神経）	L1（第1腰神経）
C3（第3頸神経）	T5（第5胸神経）	L2（第2腰神経）
C4（第4頸神経）	T6（第6胸神経）	L3（第3腰神経）
C5（第5頸神経）	T7（第7胸神経）	L4（第4腰神経）
C6（第6頸神経）	T8（第8胸神経）	L5（第5腰神経）
C7（第7頸神経）	T9（第9胸神経）	
C8（第8頸神経）	T10（第10胸神経）	S1（第1仙骨神経）
	T11（第11胸神経）	S2（第2仙骨神経）
T1（第1胸神経）	T12（第12胸神経）	S3（第3仙骨神経）
T2（第2胸神経）		S4（第4仙骨神経）
T3（第3胸神経）		S5（第5仙骨神経）

2. 腓骨神経麻痺

整形外科領域における代表的な術後神経麻痺は、腓骨神経麻痺なんだ。腓骨頭の圧迫を避けて、支配領域の知覚障害や運動障害に注意が必要だよ。

腓骨神経は、前脛骨筋や長趾伸筋、長母趾伸筋を支配しており、足関節や足趾の背屈運動を担っている。

a. 原因

ギプス固定や装具、下肢の牽引、圧迫包帯、長期臥床や同一姿勢の継続など外的な圧迫によるものが多い。

b. 症状

- 足関節、足趾の背屈ができなくなる（下垂足）
- 足関節、足趾の背屈（伸展）障害
- 足背（とくに1～2趾間）のしびれ、知覚障害
- 腓骨頭部の圧痛、放散痛（チネルサイン）

> チネルサイン：障害部分をたたくと、障害部位の支配領域に放散痛が生じる。

観察のポイント
- 膝蓋骨が上を向いているか（仰臥位時）
- ギプスや装具、クッションなどが腓骨頭を圧迫していないか
- 足関節背屈、足趾（とくに第1趾）の伸展ができるか
- 下腿外側、足背（とくに1～2趾間）のしびれや知覚異常がないか

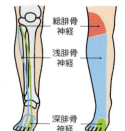

腓骨神経の走行　知覚の支配領域

総腓骨神経
浅腓骨神経
深腓骨神経

c. MMT（徒手筋力テスト）

筋力低下の指標として MMT がよく用いられる。

5 normal	強い抵抗を加えても、可動域全体にわたって動かせる
4 good	抵抗を加えても、可動域全体にわたって動かせる
3 fair	抵抗を加えなければ重力に抗して、可動域全体にわたって動かせる
2 poor	重力を除去すれば、可動域全体にわたって動かせる
1 trace	筋の収縮がわずかに確認されるだけで、関節運動は起こらない
0 zero	筋の収縮はまったくみられない

d. 治療

運動療法	足趾、足関節の他動運動・自動運動、筋力強化
装具療法	足関節固定具を使用し、尖足を予防する

MEMO

早期発見が大切！
- 腓骨神経麻痺は、早期に発見して適切な処置を行うと自然回復することも多い。
- 麻痺が残存すると鶏歩となり、つまずいたり、転倒を起こしやすくなる。

3. 末梢神経障害

a. 評価のポイント

上下肢の運動および感覚を定期的に評価し、記録する。各神経の支配筋、感覚領域から麻痺の有無を確認する。

上肢	正中神経、橈骨神経、尺骨神経
下肢	腓骨神経、脛骨神経

4 褥瘡予防

1. 褥瘡とは

　寝たきりなどにより、骨突出部に圧迫や圧迫によるずれが組み合わさって皮膚や皮下組織の血流が悪くなったり滞ることで、皮膚の一部が赤い色味をおびたり、ただれたり、傷ができること。

一般的に「床ずれ」ともいわれているよ。

2. 要因

　栄養状態の変化や加齢にともう皮膚の変化、摩擦やずれの発生、尿・便失禁による局所の湿潤といった要因で起こりやすくなる。

POINT

整形外科では、装具やギプスの装着時、術後、牽引療法中などの床上安静中には褥瘡発生に注意する必要がある。

a. 褥瘡発生の危険因子

　ギプス固定や装具、下肢の牽引、圧迫包帯、長期臥床や同一姿勢の継続など外的な圧迫によるものが多い。

とくに注意すべき疾患	脊髄損傷、骨盤骨折、糖尿病など
考慮すべき疾患	悪性腫瘍、関節リウマチ、DVT など
薬剤	ステロイド薬、抗腫瘍薬などの服用

b. 褥瘡の好発部位

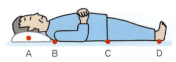

仰臥位　A：後頭部、B：肩甲骨部、C：仙骨部、尾骨
　　　　D：踵部

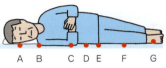

側臥位　A：耳介部、B：肩峰部、C：肘部、D：腸骨部
　　　　E：大転子部、F：膝関節部、G：外果部

座位　A：背部、B：尾骨部

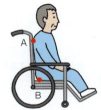

POINT

長時間の車椅子使用や座位によって、背部、尾骨部の褥瘡リスクが高くなる！
→クッションなどを適切に使用し、除圧を効果的に行う。

3. 予防のポイント

集中している体圧を分散させることが大切だよ。自分の手を患者さんの体の下に入れて、除圧されていることを確認しよう。

a. 対策

- 好発部位の除圧を行い、体圧分散マットを使用する。
- 栄養状態が低下しないように栄養管理を行う。
- 2～3時間ごとに体位を変える（摩擦やずれを生じさせないように、2人で行うことが望ましい）。
- 体位変換した際に皮膚の観察を行う。

つねに皮膚の観察を

- 整形外科装具（コルセットや頚椎カラーなど）、ギプスの皮膚接触面にはつねに摩擦、ずれが生じている！
  →被覆材や柔らかい布などを挟み、装具による直接的な圧迫や摩擦を減らす。
- 牽引中で体動制限がある場合や麻痺などがある場合は、とくに注意が必要！
  →体位変換や褥瘡好発部位の除圧を適切に行う。
- 弾性ストッキングを装着する際には、サイズの選択、装着時のずれに注意が必要！
  →骨突出部にとくに注意が必要。被覆材を貼付し、圧迫を除去する。ずれや圧迫は循環障害や皮膚障害を起こしやすいので皮膚の観察を十分に行う。

4 薬剤

1 NSAIDs

> 胃・十二指腸潰瘍の既往のある患者さんや、腎機能が低下している患者さんに処方する際には、用量に注意が必要だよ。

一般名	商品名	適応	副作用・注意点
ロキソプロフェンナトリウム水和物	ロキソニン®	消炎、解熱、鎮痛	胃腸障害、腎障害、肝障害
セレコキシブ	セレコックス®	消炎、鎮痛	胃腸障害、心筋梗塞、脳梗塞
エトドラク	ハイペン®	消炎、鎮痛	胃腸障害、腎障害、肝障害
メロキシカム	モービック®	消炎、鎮痛	胃腸障害、肝障害
ロルノキシカム	ロルカム®	消炎、鎮痛	胃腸障害、腎障害、肝障害
メフェナム酸	ポンタール®	消炎、解熱、鎮痛	胃腸障害、腎障害、肝障害

2 副腎皮質ステロイド

副腎皮質ステロイドは、整形外科においては抗炎症作用を期待して使用されることが多いよ。強力な抗炎症作用がある一方で、副作用の症状も多彩なので、注意が必要なんだ。

一般名	商品名	適応	副作用・注意点
プレドニゾロン	プレドニゾロン プレドニン®	膠原病疾患など	易感染性、骨粗鬆症、消化性潰瘍、膵炎、糖尿病、精神症状、緑内障、白内障、血栓症、骨頭無菌性壊死、腱断裂など
トリアムシノロンアセトニド	ケナコルト-A®注	非感染性腱炎、腱鞘炎、関節炎など	易感染性、骨粗鬆症、消化性潰瘍、膵炎、糖尿病、精神症状、緑内障、白内障、血栓症、骨頭無菌性壊死、腱断裂、皮膚菲薄化、色素脱失、色素沈着など
ベタメタゾンリン酸エステルナトリウム	リンデロン®注	非感染性腱炎、腱鞘炎、関節炎など	易感染性、骨粗鬆症、消化性潰瘍、膵炎、糖尿病、精神症状、緑内障、白内障、血栓症、骨頭無菌性壊死、腱断裂、皮膚菲薄化、色素沈着など
デキサメタゾンリン酸エステルナトリウム	デカドロン®注	非感染性腱炎、腱鞘炎、関節炎など	易感染性、骨粗鬆症、消化性潰瘍、膵炎、糖尿病、精神症状、緑内障、白内障、血栓症、骨頭無菌性壊死、皮膚菲薄化、色素沈着など

3 オピオイド鎮痛薬

オピオイドは、一部の麻薬を含む鎮痛薬だよ。NSAIDsの投与で効果不十分な術中・術後の痛み、外傷による痛み、長期間続く慢性痛に使われるんだ。

一般名	商品名	適応	副作用・注意点
トラマドール塩酸塩・アセトアミノフェン配合	トラムセット®	非オピオイド製剤で治療困難な慢性疼痛、抜歯後の疼痛	呼吸抑制、眠気、悪心・嘔吐、便秘
トラマドール塩酸塩	トラマール®ワントラム®	非オピオイド製剤で治療困難な慢性疼痛	
塩酸ペンタゾシン	ソセゴン®	術後の鎮痛	呼吸抑制、傾眠、悪心・嘔吐

4 骨粗鬆症治療薬

骨粗鬆症治療薬は、骨吸収抑制薬と骨形成促進薬などに分類されるよ。骨吸収抑制薬ではBP製剤や抗RANKLモノクロナール抗体などが、骨形成促進薬としては副甲状腺ホルモン薬があるよ。

表のように多くの製剤が日本でも使用可能であり、患者の年齢や性別、骨折の有無、骨折の部位、併存症などに応じて選択することが重要である。

分類	一般名	商品名	副作用・注意点
カルシウム薬	L-アスパラギン酸カルシウム水和物	アスパラ®-CA	高Ca血症、腎結石、重篤な腎不全には禁忌
	リン酸水素カルシウム水和物	リン酸水素カルシウム	
女性ホルモン薬	エストリオール	ホーリン® エストリール	静脈血栓症、肺塞栓症には禁忌
	エストラジオール	エストラーナ®	
活性型ビタミンD₃薬	アルファカルシドール	ワンアルファ® アルファロール®	腎障害、高Ca血症に注意
	カルシトリオール	ロカルトロール®	
	エルデカルシトール	エディロール®	
ビタミンK₂薬	メナテトレノン	グラケー®	ワーファリンとの併用禁忌
ビスホスホネート(BP)薬	エチドロン酸二ナトリウム	ダイドロネル®	消化管障害 急性期反応(発熱や関節痛など) 顎骨壊死(抜歯の際に必要に応じて中止) 大腿骨非定型骨折
	アレンドロン酸ナトリウム水和物	フォサマック® ボナロン®	
	リセドロン酸ナトリウム水和物	アクトネル® ベネット®	
	ミノドロン酸水和物	リカルボン® ボノテオ®	
	イバンドロン酸ナトリウム水和物	ボンビバ®	
	ゾレドロン酸水和物	リクラスト®	

分類	一般名	商品名	副作用・注意点
SERM（選択的エストロゲン受容体モジュレーター）	ラロキシフェン塩酸塩	エビスタ®	静脈血栓塞栓症、長期不動状態、抗リン脂質抗体症候群には禁忌
	バセドキシフェン酢酸塩	ビビアント®	
カルシトニン薬	エルカトニン	エルシトニン®	BP薬との併用で血清Caの低下あり
	サケカルシトニン	カルシトラン®	
副甲状腺ホルモン薬	テリパラチド（遺伝子組換え）	フォルテオ®	悪心・嘔吐 投与期間が最長2年と限られている
	テリパラチド酢酸塩	テリボン®	
抗RANKLモノクローナル抗体	デノスマブ（遺伝子組換え）	プラリア®	低カルシウム血症 定期的なCa値の測定とデノタス®の内服併用も必須

4 薬剤 — 4 骨粗鬆症治療薬

5 抗凝固薬・抗血小板薬

手術や検査前に休薬を要する薬剤を紹介するよ。

一般名	商品名	必要な休薬期間	適応	副作用
ワルファリンカリウム	ワーファリン	5〜7日	脳梗塞、心筋梗塞、心房細動、心臓人工弁置換術後の血栓予防	出血、皮膚壊死、肝機能障害
リバーロキサバン	イグザレルト®	24時間以上	DVT、心房細動患者の血栓予防	出血、肝機能障害、間質性肺炎
アピキサバン	エリキュース®	低リスク：24時間以上、中〜高リスク：48時間以上	DVT、心房細動患者の血栓予防	出血、肝機能障害、間質性肺炎
エドキサバントシル酸塩水和物	リクシアナ®OD	24時間以上	DVT、心房細動患者の血栓予防	出血、肝機能障害、間質性肺炎
アスピリン	バイアスピリン®	7〜10日	狭心症、心筋梗塞、脳梗塞	ショック、出血、皮膚炎
クロピドグレル硫酸塩	プラビックス®	7〜10日*	狭心症、心筋梗塞、脳梗塞	出血、胃潰瘍、肝機能障害
シロスタゾール	プレタール®OD	2〜4日	慢性動脈閉塞症、脳梗塞再発抑制	出血、狭心症、胃潰瘍、汎血球減少
リマプロストアルファデクス	オパルモン®	1〜2日	閉塞性血栓性血管炎、腰部脊柱管狭窄症	下痢、悪心、肝障害

＊本剤による血小板凝集抑制が問題となるような手術の場合には、14日以上前に投与を中止することが望ましい（添付文書より）。

5 略語一覧

A	**ABD**	abduction	外転
	ACL	anterior cruciate ligament	前十字靭帯
	ADD	adduction	内転
	ADL	activities of daily living	日常生活動作
	AE	above elbow	上腕
	AK	above knee	大腿
	ALL	anterior longitudinal ligament	前縦靭帯
	AMP	amputation	切断（術）
	ANS	autonomic nervous system	自律神経系
	ATR	achilles tendon reflex	アキレス腱反射
B	**BE**	below elbow	前腕
	BK	below knee	下腿
	BMD	bone mineral density	骨密度
C	**CDH**	congenital dislocation of the hip	先天性股関節脱臼
	CM	carpometacarpal（joint）	手根中手（関節）
	CNS	central nervous system	中枢神経系
	CPM	continuous passive motion	持続（的）他動運動
	CRPS	complex regional pain syndrome	複合性局所疼痛症候群
	CSM	cervical spondylotic myelopathy	頚椎症性脊髄症
	CT	computed tomography	コンピュータ断層撮影（法）
	CTS	carpal tunnel syndrome	手根管症候群
D	**DDH**	developmental dysplasia of the hip	発育性股関節形成不全
	DIP	distal interphalangeal（joint）	遠位指節間（関節）
	DMARDs	disease modifying antirheumatic drugs	疾患修飾性抗リウマチ薬
	DVT	deep vein（venous）thrombosis	深部静脈血栓症
	Dx.	dislocation	脱臼
E	**ECG**	electrocardiography	心電図
	EMG	electromyography	筋電図
F	**FIM**	functional independence measure	機能的自立度評価法
	FNST	femoral nerve stretch test	大腿神経伸展テスト
	FRS	face rating scale	表情尺度スケール
	Fx.	fracture	骨折
H	**HTO**	high tibal osteotomy	高位脛骨骨切り術
I	**IC**	informed consent	インフォームド・コンセント

115

	IC	intermittent claudication	間欠性跛行
	IP	interphalangeal (joint)	指関節間（関節）
L	LBP	low back pain	腰痛症
	LCL	lateral collateral ligament	外側側副靭帯
	LLB	long leg brace	長下肢装具
	LS (C) S	lumbar spinal (canal) stenosis	腰部脊柱管狭窄症
M	MADS	musculoskeletal ambulation disability symptom complex	運動器不安定症
	MCL	medial collateral ligament	内側側副靭帯
	MCV	motor conduction velocity	運動神経伝導速度
	MMT	manual muscle testing	徒手筋力テスト
	MP	metacarpophalangeal (joint)	中手指節（関節）
	MRI	magnetic resonance imaging	磁気共鳴撮像法
	MRSA	methicillin-resistant *Staphylococcus aureus*	メチシリン耐性黄色ブドウ球菌
	MS	multiple sclerosis	多発性硬化症
	MTP	metatarsophalangeal (joint)	中足趾節（関節）
N	NCV	nerve conduction velocity	神経伝導速度
	NRS	numerical rating scale	数値評価スケール
	NSAIDs	nonsteroidal anti-inflammatory drugs	非ステロイド性抗炎症薬
O	OA	osteoarthritis／osteoarthrosis	変形性関節症
	OP	osteoporosis	骨粗鬆症
	OPLL	ossification of posterior longitudinal ligament	後縦靭帯骨化症
	ORIF	open reduction and internal fixation	観血的整復固定術
	OT	occupational therapist	作業療法士
	OYL	ossification of yellow ligament	黄色靭帯骨化症
P	PCL	posterior cruciate ligament	後十字靭帯
	PE	pulmonary embolism	肺塞栓症
	PIP	proximal interphalangeal joint	近位指節間関節
	PLF	posterolateral fusion	後側方固定術
	PLIF	posterior lumbar interbody fusion	後方経路腰椎椎体間固定術
	PNS	peripheral nervous system	末梢神経系
	PO	prosthetist and orthotist	義肢装具士
	PT	physical therapist	理学療法士
	PTE	pulmonary thromboembolism	肺血栓塞栓症
	PTR	patellar tendon reflex	膝蓋腱反射
R	RA	rheumatoid arthritis	関節リウマチ
	RICE	rest icing compression elevation	安静・冷却・圧迫・挙上

	ROM	range of motion	関節可動域
	RSD	reflex sympathetic dystrophy	反射性交感神経性ジストロフィー
S	SERM	selective estrogen receptor modulator	選択的エストロゲン受容体モジュレーター
	SLB	short leg brace	短下肢装具
	SLR	straight leg raising（test）	下肢伸展挙上（テスト）
	SSI	surgical site infection	手術部位感染
	ST	speech therapist	言語聴覚士
T	THA	total hip arthroplasty	人工股関節全置換術
	TKA	total knee arthroplasty	人工膝関節全置換術
	TOS	thoracic outlet syndrome	胸郭出口症候群
U	UKA	unicompartmental knee arthroplasty	人工膝関節内（外）側置換術／膝単顆置換術
V	VAS	visual analog（ue）scale	視覚的アナログスケール
	VTE	venous thromboembolism	静脈血栓塞栓症
X	X-P	X-ray photography	X線写真

5

略語一覧

117

引用・参考文献

CHAPTER 1-8

1）米本恭三ほか. 関節可動域表示ならびに測定法. リハビリテーション医学. 32（4）, 1995, 207-17.

CHAPTER 2-A-2

1）Neer, CS. 2nd. Displaced proximal humeral fractures. I. Classification and evaluation. J Bone Joint Surg Am. 52（6）, 1970, 1077-89.

CHAPTER 2-C-1

1）Garden RS. Low-angle fixation in fractures of the femoral neck. J Bone Joint Surg. 43B, 1961, 647-63.

2）日本整形外科学会ほか編. 大腿骨頚部／転子部骨折診療ガイドライン. 改訂第2版. 東京, 南江堂, 2011, 222p.

CHAPTER 2-C-3

1）Kellgren, JH. Radiological assessment of osteo-arthrosis. Ann Rheum Dis. 16（4）, 1957, 494-502.

CHAPTER 3-A-1

1）角濱春美ほか編. 看護実践のための根拠がわかる基礎看護技術. 第2版. 東京, メヂカルフレンド社, 2015, 444-50,（根拠がわかる看護技術シリーズ）.

CHAPTER 3-A-3

1）山元恵子監修. 写真でわかる整形外科看護アドバンス. 東京, インターメディカ, 2018, 38-9.

2）松本守雄ほか監修. "画像検査" "造影検査". ナースのためのやさしくわかる整形外科. 東京, ナツメ社, 2012, 27, 28.

3）医療法人社団英志会渡辺病院看護部・リハビリテーション科. 写真でわかる！整形外科外来看護のテクニック. 大阪, メディカ出版, 2008, 13, 18.

CHAPTER 3-B-1

1）Guideline for Prevention of Surgical Site Infection (2017). https://www.cdc.gov/infectioncontrol/guidelines/ssi/index.html（2018年9月閲覧）.

2）日本整形外科学会診療ガイドライン委員会, 骨・関節術後感染予防ガイドライン策定委員会編. 骨・関節術後感染予防ガイドライン2015. 改訂第2版. 東京, 南江堂, 2015, 134p.

CHAPTER 3-B-3

1) 山元恵子監修. 写真でわかる整形外科看護アドバンス. 東京, インターメディカ, 2018, 160p.
2) 山本謙吾編. 病態生理が見える 整形外科早わかり図鑑. 整形外科看護 2016 年春季増刊. 大阪, メディカ出版, 2016, 272p.

CHAPTER 5

1) 日本整形外科学会編. 整形外科学用語集. 第 8 版. 東京, 南江堂, 2016.

ちびナス 整形
一困ったときのお助け BOOK

| 2018年11月10日発行 | 第1版第1刷© |
| 2018年11月15日発行 | 第1版第2刷 |

編 著	大阪医科大学整形外科学教室・ 大阪医科大学附属病院看護部
発行者	長谷川 素美
発行所	株式会社メディカ出版 〒532-8588 大阪市淀川区宮原3-4-30 ニッセイ新大阪ビル16F https://www.medica.co.jp/
編集担当	細川深春
編集協力	(有) メディファーム
装 幀	北風慎子 (marble)
イラスト	みやよしえ
印刷・製本	株式会社シナノ パブリッシング プレス

本書の複製権・翻訳権・翻案権・上映権・譲渡権・公衆送信権
(送信可能化権を含む) は、(株) メディカ出版が保有します。

ISBN978-4-8404-6570-0　　　Printed and bound in Japan

当社出版物に関する各種お問い合わせ先 (受付時間:平日9:00〜17:00)
●編集内容については、編集局 06-6398-5048
●ご注文・不良品 (乱丁・落丁) については、お客様センター 0120-276-591
●付属の CD-ROM、DVD、ダウンロードの動作不具合などについては、
　　　　　　　　　　　　　　　　　　　デジタル助っ人サービス 0120-276-592

皮膚の知覚と脊髄のレベル（デルマトーム）

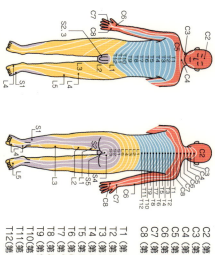

C2（第2頸神経）
C3（第3頸神経）
C4（第4頸神経）
C5（第5頸神経）
C6（第6頸神経）
C7（第7頸神経）
C8（第8頸神経）
T1（第1胸神経）
T2（第2胸神経）
T3（第3胸神経）
T4（第4胸神経）
T5（第5胸神経）
T6（第6胸神経）
T7（第7胸神経）
T8（第8胸神経）
T9（第9胸神経）
T10（第10胸神経）
T11（第11胸神経）
T12（第12胸神経）

L1（第1腰神経）
L2（第2腰神経）
L3（第3腰神経）
L4（第4腰神経）
L5（第5腰神経）
S1（第1仙骨神経）
S2（第2仙骨神経）
S3（第3仙骨神経）
S4（第4仙骨神経）
S5（第5仙骨神経）

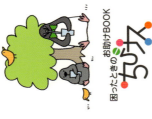

困ったときのお助けBOOK
ちびケア

MCメディカ出版

全身の骨格

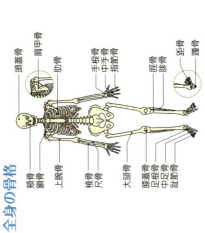

- 頭蓋骨
- 肩甲骨
- 肋骨
- 手根骨
- 中手骨
- 指節骨
- 膝蓋骨
- 腓骨
- 距骨
- 踵骨
- 頬骨
- 鎖骨
- 上腕骨
- 橈骨
- 尺骨
- 大腿骨
- 膝蓋骨
- 足根骨
- 中足骨
- 趾節骨